JN087939

一流の
前立腺がん
患者になれ！

最適な治療を受けるために

理学博士 **安江 博**

鹿砦社

はじめに

　本書を手に取ってくださった方々は、前立腺がんに関心のある皆さんではないでしょうか。ご自身やご家族が健康診断や、医療機関で前立腺がんの疑いがある、または前立腺がんと診断を受けることは珍しくなくなりました。「がん」という響きを耳にして、一瞬目の前が真っ暗になったかたもいらっしゃるのではないかと思います。ほかならぬ筆者自身も、前立腺がんに罹患し、治療を受けた患者ですので、皆さんのお気持ちは自分自身の実体験からも共感できているものと思います。

　これから「前立腺がん」という病気を正しく理解していただくことから解説をはじめます。まず敵の正体を知らずして、正しい戦略を描くことは不可能かつ危険です。そして、どのような前立腺がん治療が現在行われているのか、それらの治療は信頼できる治療か否かについても、できうる限り最新の論文を元に解説をしていきます。やや専門的な内容が含まれますが、最新の治療方法とその実績を理解していただくために、あえて多くの論文を引用し、各治療法の特徴や、非再発率についてなるべく正確に記載するよう心がけました。

　本書が前立腺がんについての正しい知識と最善治療を求める皆さんのお役に立てれば幸いです。

一流の前立腺がん患者になれ！　目　次

本書で引用した図版などは、著作権法第32条に定められた「報道、批評、研究その他の引用の目的上正当な範囲内で行なわれる」引用に該当するものであるため、著作権者の許諾については、これを特に必要としないものであると判断した。

第1章

日本における前立腺がん治療の現状

　前立腺がんの診療ガイドライン（http://www.jsco-cpg.jp/prostate-cancer/guideline/#I）には、「2011 年の罹患数が 78,728 人、年齢調整罹患率は 10 万人あたり 66.8（1985 年人口モデル）で胃癌、大腸癌に次いで男性癌の第 3 位でした。2014 年の死亡数は 11,507 人、年齢調整死亡率は 10 万人あたり 7.3 で、肺癌、胃癌、大腸癌、肝臓癌、膵癌、結腸癌、直腸癌、食道癌に次いで第 9 位でした。2000 年の 8.6 をピークとして緩徐な減少傾向にあります。2015 年の短期予測では罹患数は年間 98,400 人（第 1 位）、死亡数は年間 12,200 人（第 6 位）と予測されています」と記載されています。前立腺がんは

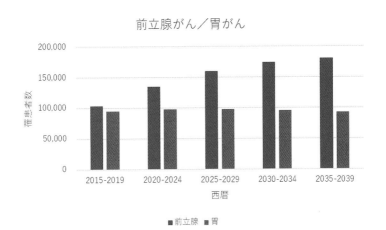

図表 1 - 1（https://ganjoho.jp/reg_stat/statistics/dl/index.html）

男性特有のがんですが、近年前立腺がんの罹患者が増えていることをこの統計は示しています。

　図表1-1は、国立がん研究センター「がん情報サービスのデータ」を基に、筆者がグラフ化したものです。2011年の罹患率トップであった、胃がんと3位であった前立腺がんの今後について予測したものです。前立腺がん罹患者数は年を追うごとに増え、2030年になると、胃がんの2倍にも達する勢いであり、治療件数という点では今後、前立腺がん治療件数が全体のがん治療件数の中で大きな割合を占めていくと考えられます。

　前立腺がんと診断された年齢の分布については、図表1-2に記載しました。

　図表1-2からわかりますように、60歳台から、罹患者数が増え始め、70～74歳でピークとなっています。しかし近年、職場

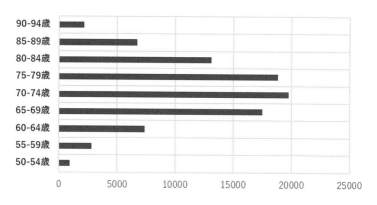

図表1-2　がん情報サービス（https://ganjoho.jp/reg_stat/statistics/dl/index.html）

2002—2006 年追跡例の 10 年相対生存率 (15—99 歳、性・臨床進行度別)

臨床進行度	性別	部位	ICD - 10	10 年相対生存率 (%)	95% 信頼区間
限局	男性	口腔・咽頭	C00 - C14	68.5	[64.5 - 72.2]
		食道	C15	51.4	[48.1 - 54.7]
		胃	C16	96.2	[95.5 - 96.9]
		結腸	C18	95.9	[94.6 - 96.9]
		直腸	C19 - C20	91.4	[89.7 - 92.8]
		肝臓	C22	15	[13.9 - 16.2]
		胆嚢・胆管	C23 - C24	50	[44.9 - 54.9]
		膵臓	C25	22.8	[18.0 - 27.9]
		肺	C33 - C34	58.4	[56.1 - 60.5]
		皮膚	C43 - C44	93.2	[88.7 - 96.0]
		前立腺	C61	97.7	[93.3 - 99.3]
		腎・尿路 (膀胱除く)	C64 - C66 C68	86.3	[83.4 - 88.8]
		膀胱	C67	89.6	[87.2 - 91.6]
		甲状腺	C73	97	[83.4 - 99.5]
領域	男性	口腔・咽頭	C00 - C14	29.4	[26.7 - 32.1]
		食道	C15	17.8	[16.1 - 19.6]
		胃	C16	38.3	[37.0 - 39.5]
		結腸	C18	61.6	[59.5 - 63.7]
		直腸	C19 - C20	50.3	[48.0 - 52.6]
		肝臓	C22	3.6	[2.6 - 4.9]
		胆嚢・胆管	C23 - C24	15.4	[13.0 - 17.9]
		膵臓	C25	4.9	[3.7 - 6.3]
		肺	C33 - C34	13.7	[12.7 - 14.7]
		皮膚	C43 - C44	46.8	[34.4 - 58.2]
		前立腺	C61	73.2	[66.5 - 78.8]
		腎・尿路 (膀胱除く)	C64 - C66 C68	39.2	[33.9 - 44.5]
		膀胱	C67	24.3	[19.9 - 28.9]
		甲状腺	C73	90	[84.3 - 93.8]
遠隔	男性	口腔・咽頭	C00 - C14	4.8	[2.2 - 9.0]
		食道	C15	2.2	[1.3 - 3.6]
		胃	C16	3.7	[3.1 - 4.3]
		結腸	C18	10.4	[9.0 - 11.9]
		直腸	C19 - C20	7.3	[5.8 - 9.0]
		肝臓	C22	0.6	[0.3 - 1.1]
		胆嚢・胆管	C23 - C24	1.5	[0.7 - 2.9]
		膵臓	C25	1.2	[0.7 - 2.0]
		肺	C33 - C34	1.7	[1.4 - 2.2]
		皮膚	C43 - C44	3.2	[0.6 - 9.9]
		前立腺	C61	22.7	[20.1 - 25.5]
		腎・尿路 (膀胱除く)	C64 - C66 C68	4.4	[2.8 - 6.4]
		膀胱	C67	5	[2.5 - 9.0]
		甲状腺	C73	21.3	[11.4 - 33.3]

図表 1 - 3 〔https://ganjoho.jp/reg_stat/statistics/data/dl/index.html〕

の健康診断などで PSA 値を検査項目に加えることも増加してきており、図表1‐2で示した統計数よりも、若い年齢で前立腺がんと診断されるケースが増加していると考えられます。

　次に、前立腺がんの治療成績、10 年生存率を、他のがんと比較して、図表1‐3に示しました。がんの進展状況（医学的には臨床病期といいます）をがん情報サイトでは「限局」、「領域浸潤」、「遠隔」という言葉で区分しています。医学的に難解な用語ですので、わかりやすく説明します。がんが臓器内部に留まっている状態は「限局がん」、原発（発症した）臓器から外へ浸潤しているケースや、転移があっても周辺リンパ節にとどまっていて遠くの部位に転移していないがんは「領域浸潤がん」（医学的には局所進行がんという用語で説明される病期に相当します）、そして、原発（発症した）病巣（前立腺がんの場合は前立腺）から遠くの部位に転移しているがんは「転移がん」です。

　ここで注目していただきたいことは、前立腺がんの場合、「限局がん」及び「領域浸潤がん」では生存率が他のがんとくらべると高いことがわかります。10 年生存率は他のがんにくらべて極めて高く、ことに「限局がん」では、97.7％に達しています。仮に、70 歳の男性に限局がんが見つかったとすると、10 年後、つまり80 歳の時に生存している確率は 97.7％だということです。がんが臓器の外まで浸潤している症例や周辺リンパ節に転移している症例、つまり遠隔転移のない局所進行がん（領域浸潤がん）の場合でも、10 年後に生存している確率は 73.2％となっています。

　一方、日本の人口分布から判断した、70 歳の男性の 10 年後の生存確率は、図表1‐4に示すように 69.8％と報告されています。つまり、70 歳で前立腺の「限局がん」及び「領域浸潤がん」を治療した方は、その後、前立腺がんではなく、ほかの疾病などが

男性　現時点　70 歳										
年齢	71	72	73	74	75	76	77	78	79	80
長生き確率（%）	97.9	95.6	93.1	90.4	87.5	84.4	81	77.5	73.7	69.8

図表 1 - 4　厚生労働省
（https://www.mhlw.go.jp/toukei/saikin/hw/life/21th/index.html）
（http://tknottet.sakura.ne.jp/pension/LivingProb.php?AGE=70&SEX=M&Calc=%8D%C4%8Cv
%8EZ）

原因で亡くなる可能性の方が高いことをこの統計は示しています。

　これら生存率という統計学的数字からの観点のみにたてば、現段階において前立腺がん治療の成績は、満足すべきもののように思われるでしょう。

　それなら、あえて本書で、「前立腺がん治療について、取り上げる必要などないのではないか？」との疑問を持たれるかもしれません。しかし、現実に前立腺がんに罹患した患者をとりまく真実や現実を丁寧に見ていくと、隠された多くの問題が潜んでいます。このことについて問題提起をしてまいります。

　近年、欧米を中心にがん患者の Survivorship（サバイバーシップ）ということがさかんに議論されるようになっています。わかりやすいことばに置き換えると、がんに罹患した患者が治療を受けたあと、どのような状態で生存しているかということです。

　具体的に述べますと、がんに罹患したけれども副作用が少なく根治性の高い治療を受け、治療後 5 年、10 年たっても再発の心配がなく、尿漏れなどの副作用もなく、治療前と変わらない生活が送れているのならば、この方のサバイバーシップは Good Survivorship（良好な生存状態）といえるでしょう。

　一方、がんに罹患して治療を受けたものの再発を起こし、薬物治療を一生受けなければならなくなり、さらに薬物治療の効果が

なくなってがんが進行して転移を起こし、その治療のために高額な新薬の治療を受けている。また最初の治療により尿漏れなどの副作用に苦しんでいるのであれば……、たとえ生存していたとしても、この方のサバイバーシップは Poor Survivorship（不良、不満足な生存状態）といえるでしょう。前段で述べた統計的な生存率を論じるだけでなく、がん患者の Survivorship（サバイバーシップ）を論じなければ意味がないのです。

　本書でのちほど詳しく述べますが、前立腺がんの発見率の向上は PSA（前立腺特異抗原）という血液検査の急速な普及によってもたらされました。そして驚くべきことに、PSA 検診を受けて見つかった世界中の前立腺がん患者の約 5 割が、最初の治療後に再発を起こしていることが報告されています（Tisseverasinghe SA, et al. Transl Androl Urol 2018; 7（3）:414-435.）。

　再発を起こすということは、再発に対する 2 次治療、3 次治療を要することになります。すなわち、再発により前段の Poor Survivorship（不良、不満足な生存状態）に陥ってしまうわけです。そのため、前立腺がん治療は他のがんにくらべて比較的良好な生存率であるなどという表層的統計データを信じ込み、医療機関で提示される前立腺がん治療を無批判に信頼して受けることは非常に危険です。のちのち後悔することになると言わざるを得ないのです。

　治療を受けたあとに再発するかもしれないという不安と葛藤するなかで、または実際に再発して根治が望めない状態に陥ってしまうと、薬物治療で高額の医療費を払わなければならなくなります。再発後、徐々に進行して骨などに転移していよいよ薬物療法が効かなくなったり、尿失禁などの初回治療のダメージを抱えながら、再発に伴う精神的、肉体的、経済的などのさまざまな負担が罹患患者とその家族にのしかかってくるのです。そうした負担

を背負いながら辛うじて生きているのと、再発の懸念も治療の副作用もなく生きているのとは、まったくの別ものであることは明白でしょう。

　検診によって見つけられる前立腺がんは当面生死に関わらないがんがほとんどです。そのようながんを早めに見つけて、治療したにもかかわらず、Poor Survivorship に追い込まれるという理不尽な状況は何としても避けなければなりません。治療を受けたのちのサバイバーシップの良し悪しは、前立腺がんと診断されてから最初に受ける根治治療法の選択、つまり、いかにして再発率の低い治療を選択するかにかかっています。最初の治療時に、再発率が低く副作用の少ない治療や、それができる医師を選択すべきなのです。

　それゆえ、前立腺がん患者（前立腺がんだけでなく、あらゆる疾病の患者にあてはまることでもあります）は、自らの疾病がどのようなものであるかを知ることと、治療法を患者自らが科学的根拠（事実）に基づいて、その時の状況（自分の病態や進行度）を正確に知り、可能な限り最善の対処をすることがとても重要だと思われます。言い方を変えれば、「一流の医師」に診てもらう前に、「一流の患者」になることが必要なのです。

　この本では、まず、前立腺、前立腺がん検査、診断法、治療法について、一般的知識について、確認の意味を含めて記載しています。そののちに、治療後の成績（アウトカム）について、公表された論文を基に記載しました。このような個々の治療方法の成績にまで立ち入った一般書はこれまでありませんでした。その点からも本書を手に取って参考にして頂ければ、治療法選択の際に大いに役立ち、後悔のない治療選択ができるのではないかと考えています。

第2章

前立腺とは

　前立腺は男性だけにある臓器で、膀胱の下にあり、尿道を取り
囲んでいます。また、一部が直腸に接しているため、直腸の壁越
しに指で触れることができます。形状は、クルミに似ています（図
表2‐1）。

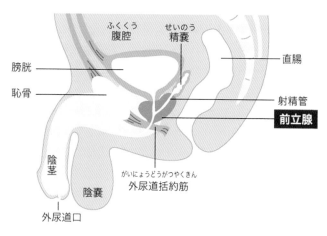

図表2‐1　What's? 前立腺がん（https://www.zenritsusen.jp/what/）

　前立腺は、尿道のまわりの内腺と被膜付近の外腺に分けられま
す。最近では辺縁領域、中心領域、移行領域の大きく3つのゾー
ンに分けられることもあり、辺縁領域は従来の外腺、中心領域と
移行領域は内腺にあたると考えられています。前立腺の働きは、
前立腺液を分泌することです（図表2‐2）。前立腺液は、精液の一

部となり、精子の栄養・保護に寄与し、また運動機能を助けています。

　前立腺がんが前立腺内で大きく増大し、尿道や膀胱を圧迫するようになると、排尿困難や血尿などの症状が見られるようになります。さらに前立腺がんが骨に転移してしまうと腰痛などの痛みが出てくるようになります。一方、初期の段階の前立腺がんでは自覚症状を示すことはほとんどありません。

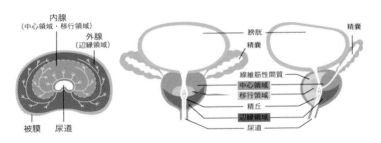

図表2-2（https://www.zenritsusen.jp/what/）

第3章

前立腺がんの予兆

　「一般に前立腺がんの成長速度は遅く、前立腺の組織にがん細胞ができてから臨床的に診断がつく程度の大きさになるまでには30年前後を要すると考えられています。70歳以上の高齢者になると2 - 3割の人が臨床的に診断ができない微少な"潜在がん"を持っていることがわかっています。興味深いことに、前立腺がんが多い欧米先進国でも、前立腺がんが少ない日本でも潜在がんの頻度はほぼ同じなのです」と記載されています。(https://www.hosp.mie-u.ac.jp/epidemiology/_src/1430/AokiVol1_pc.pdf)。 また、「Can J Urol. 2014; 21 (5)：7496 - 7506.」に発表された論文によると、アジア系のヒトは、90歳になると50％のヒトが前立腺がんになっています。ヨーロッパ系のヒトは、80歳になると50％のヒトが、また、アフリカ系のヒトは60歳で50％のヒトが、前立腺がんを持っていると推定されています。また、ヨーロッパ系のヒトで90歳台は、90％以上の方が前立腺がんになっています。

　図表3 - 1の研究は多くの潜在がんの報告をまとめたもので、各データのタテ軸は、個々の研究で示された数値を表しています。したがって、この研究に収録した個々の研究の中には、例えば、ヨーロッパ系のヒトでは80歳で全員が潜在がんとなっている場合もあることを示しています。このように、高齢の男性では、かなりの頻度で前立腺がんに罹患していることがわかります。

　2章で述べましたように、前立腺がんに罹患しても、初期の段階では自覚症状がほとんどありません。がんが局所進行がんにな

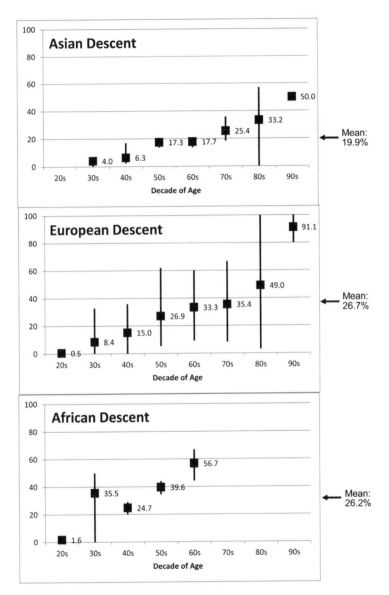

図表 3 - 1　人種と年齢ごとの潜在前立腺がんの割合
　　　　　横軸：年齢　縦軸：潜在がんのパーセンテージ
　　　　　Asian Decent：アジア系
　　　　　European Decent：ヨーロッパ系
　　　　　African Decent：アフリカ系

ると「尿が出にくい」「排尿時に痛みをともなう」「尿や精液に血が混じる」などの症状があらわれます。さらに前立腺がんが骨に広範に転移してしまうと腰痛などの痛みが出てくるようになります。がんが進行すればするほど治療法の選択肢が減り、根治のチャンスが奪われ、生存率も低下することから、遠隔転移のない状態で発見し、適切な治療により完治させることが非常に重要です。

第4章

前立腺がんの見つけ方

　前章で記載しましたが、前立腺がんに罹患しても、早期がんでは自覚症状がほとんどありません。実際、前立腺がんに罹患していても、そのことに気づかず亡くなられる方（高齢であったり、他の疾患が原因で亡くなられる方）も多数おられます。あとで述べますが、前立腺がんと診断されても治療を必要としない、おとなしいがんもあります。しかし、徐々に進行し転移するがんと判断された場合は、適切な治療（根治率が高く副作用の少ない治療）でがんを完全に治してしまうことが理にかなっていると思います。

1節　PSA（Prostate Specific Antigen：前立腺特異抗原）検査

　PSA が発見されたのは 1970 年代です。その後研究が進み、前立腺がんになると、血液中の PSA 濃度が上昇することがわかり、1990 年代に PSA が前立腺がん診断の血液マーカー（前立腺がんの存在を示唆する物質）として利用され始めました。さらに、血液中の PSA の量を測定できる検査キットが開発され、自覚症状がない初期段階の前立腺がんの早期発見が可能になったのです。この PSA 検査（図表 4 - 1）が、前立腺がん検査の第一歩です。
　PSA が基準値を越えても、前立腺がんを持っていない方がかなり多いという問題があります（図表 4 - 2）。これは前立腺がんの血液マーカーとして汎用されている PSA の欠点です。PSA は前立腺特異抗原という名のとおり前立腺という臓器が特異的に産生

年齢	基準値	PSA値		
		P1.0ng/mL以下	1.1ng/mL〜基準値	基準値以上
50〜64	3.0ng/mL以下	3年に1度検査	1年に1度検査	専門医受診
65〜69	3.5ng/mL以下	3年に1度検査	1年に1度検査	専門医受診
70〜	4.0ng/mL以下	3年に1度検査	1年に1度検査	専門医受診

PSA基準値以下の進行がん（PSA陰性がん）を見逃さないためには、直腸内触診を。

人間ドック受診の機会がある方、父、兄弟、子に前立腺がん患者がいる場合は、40歳からの定期検診を。

出典：前立腺がん検診ガイドライン2010年追補版, p9, 金原出版　を改編

図表 4 - 1（https://www.zenritsusen.jp/diagnosis/）

PSA値と前立腺がん発見率(針生検による確定診断)　https://www.zenritsusen.jp/diagnosis/

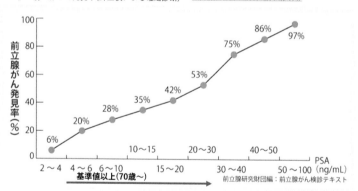

図表 4 - 2

する物質であるからであり、正常の前立腺細胞も前立腺から発生した前立腺がんもいずれも PSA を産生していることが原因です。

　前立腺肥大の場合、前立腺がんがなくても PSA は高い値を示すことがまれではありませんし、前立腺に細菌が入り込んで起き

る急性前立腺炎の際には、細胞が壊れて、血中に大量の PSA が出てきますので異常に高い値をとることがあります。

　こういった欠点を考慮に入れても図表4 - 2をご覧いただければ PSA 値が高ければ高いほど、前立腺がんの発見率が上昇していることがわかると思います。そのため PSA 値が基準値を越えた場合は、本当に前立腺にがんが存在するか否かを判定する検査を次に行うことになります。

　前立腺がんの有無を調べるには、以下の手順をとります。その手順を図表4 - 3に載せました。

　PSA 検査で、前立腺がんの可能性が疑われた場合は、次の段階として、直腸内触診、画像検査（経直腸的超音波検査、前立腺 MRI 検査）を行います。

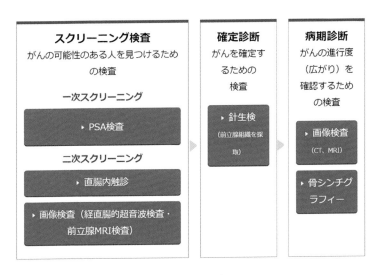

図表4 - 3（https://www.zenritsusen.jp/diagnosis/）
　（病期診断の項　生検後 MRI 検査をしても、生検による出血で局所病変の広がりがわからなくなってしまいますので、生検前に MRI 検査をする必要があると思われます）

２節　直腸指診

　直腸指診とは、医師が指を肛門から直腸内に入れて直腸の壁を通して前立腺の形態を診察する方法です（図表４‐４参照）。前立腺は本来、弾力性を持っていますが、前立腺がんが大きくなり被膜外浸潤を起こしたケースでは、がんの部分がゴツゴツしていて石のように堅くなってきます。

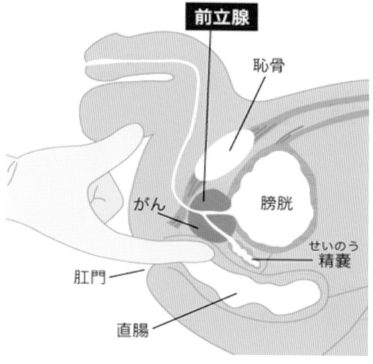

図表４‐４（https://www.zenritsusen.jp/diagnosis/）

3節　経直腸的超音波検査

　経直腸的超音波検査とは、肛門から棒状の超音波プローブを直腸に挿入し、前立腺の内部を画像で観察する検査です。がんが存在する場合、黒い影として映し出されます。また、前立腺の被膜が鮮明でない場合や形が左右対称でない場合などにがんが疑われます。図表4-5に、超音波プローブによる検査像の例を示しました。

　68 歳　PSA35　　矢印のところに腫瘍(腺がん)像が見えていることから、前立腺がんの可能性が示唆されます。

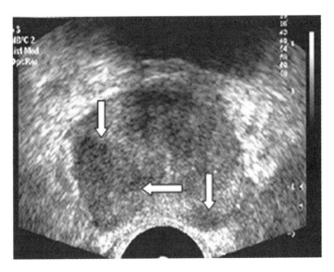

Journal of Medical Imaging and Radiation Oncology, Volume: 52, Issue: 1, Pages: 24-28, First published: 28 June 2008, DOI: (10.1111/j.1440-1673.2007.01906.x)

図表4-5

4節　前立腺 MRI 検査

　MRI 検査はもともと骨盤内の臓器の検査にもちいられることの多いもので、近年特に、前立腺がんの診断において非常に有効な検査となってきています。T2 強調画像、拡散強調画像、造影 T1 強調画像を総合的に判断して前立腺内局在診断を行います。図表 4 - 6 にその検査例を示しました。被膜外浸潤や精嚢浸潤の有無を調べる意味でも重要な検査です。MRI 検査は生検の前に実施する必要があると思われます。なぜなら、生検後では生検による出血が原因でノイズが生ずるため、正確な MRI 検査にならない可能性があるからです。

　PSA 検査、直腸指診、画像検査（経直腸的超音波検査、前立腺

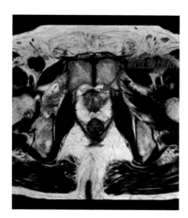
T2強調画像

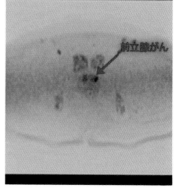
拡散強調画像

図表 4 - 6 　（https://www.zenritsusen.jp/diagnosis/）

MRI 検査）で、前立腺がんであることが示唆されても、これだけでは、治療を開始することはできません。治療を開始するためには、病理検査による診断が必要となってきます。

5節 病理検査による確定診断（前立腺生検）

　組織学的にがんであることを確定してから、初めて治療へと進むことになりますので、確定診断はがん治療で必須の診断です。確定診断は、バイオプシー（生検）と呼ばれる病理検査方法で、前立腺に多数の生検針を刺して前立腺組織を針の内部に取り込み、その組織を病理検査するものです。図表4 - 7にその病理像（組織と細胞の形）を示しました。

　前立腺は腺組織ですので、円周上に腺管細胞が2層性を保ち規則正しく取り囲んでいるのが正常状態です。ところが、細胞ががん化すると細胞の配置に乱れが生じ、悪性度が高くなると、正常

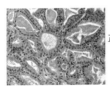

正常組織では、円周状に規則正しく細胞が並んでいる

Johns Hopkins University
http://pathology.jhu.edu/prostatecancer/

グリーソングレード　2　　　　3　　　　　4　　　　　5

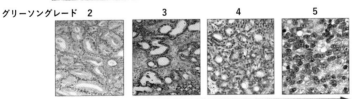

細胞が秩序を維持出来なくる＞＞悪性化(細胞が無秩序に増殖する)
University of Manchester
https://gardner-lab.com/research/imaging-and-pathology/

図表4 - 7

の腺管組織（細胞に囲まれ円状の組織）が消失し、細胞が無秩序に並んでいるようになります。また、細胞の中にある核の形状も異形を示すものが多くなります。こうした細胞のがん化を悪性度の順に並べて、モデル化し悪性度の指標にしたものが、グリーソングレードと呼ばれるものです。１から５までの段階に分けて、悪性度を表示します。

　具体的な確定診断の結果は、図表４-８のように表します。

　生検ではグリソングレード１、２のがんは見つけられないので、臨床上、治療上問題となるグリソングレードは３、４、５の３種類になります。グリソングレード３のがんは転移したり進行することがないがんといわれ、生検標本でグリソングレード３しか見つからない場合（グリソンスコア３＋３に相当します）では、一般的には治療を必要としないことが多く、世界的にも監視療法が推奨されています。グリソングレード４のがんは中分化がんといい、グリソングレード５のがんは低分化がんに相当します。グレード４のがんは数カ月、年単位で転移することはありませんが、年齢が若ければ治療を要するがんと考えられています。さらにグリソングレード５のがんは骨などに転移を起こす可能性の高い、もっとも進行の早い、高悪性度のがんと考えられています。

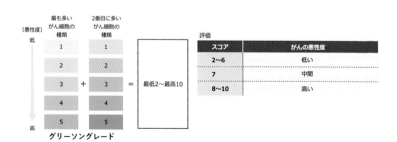

図表４-８（https://www.zenritsusengan.sanofi.co.jp/about_stage.html）

第5章

病期の判断（進行度の判断）

　治療法を選択するために、もう一つ必要な情報があります。がんが前立腺内にとどまっている、「限局がん」であるのか、あるいは、前立腺の被膜を越えて浸潤していたり、あるいは精嚢など周辺の組織へ広がっている「浸潤がん」なのか、そして、前立腺から離れた臓器に転移している「転移がん」であるのかを明確にしておく必要があります。このがんの進行状態を病期と呼び、これを確定することが必要です。治療法の選択の際の重要なファクターとなるためです。

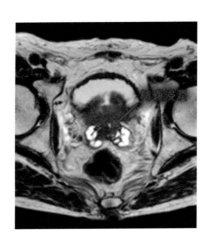

T2強調画像

図表5 - 1　（https://www.zenritsusen.jp/diagnosis/）

がんの進行度の検査は、CT、MRI、骨シンチグラフィをもちいて行います。CT 検査では、リンパ節転移の有無や肺転移の有無を確認するために行われます。MRI 検査では、がんが前立腺内のどこにあるのか、前立腺の外へ浸潤がないか、リンパ節へ転移がないかなどを調べます。図表5‐1は、前立腺がんが、前立腺の皮膜を破って、精嚢に浸潤していることを示す MRI 像です。これまで紹介してきた医療検査機器による画像は、医師や検査技師でなければ、一般の患者には意味がわかりにくいと思われます。示した画像からはイメージを掴んでいただければと思います。前立腺がんの疑いを持たれたり、あるいは前立腺がんの検査のためには、このような検査を受けることとなり、画像を医師から示されることがあります。

　前立腺がんの転移部位として、最も多いのが骨です。図表5‐2に示しましたように、転移部位の 68％が骨に関わっていると報

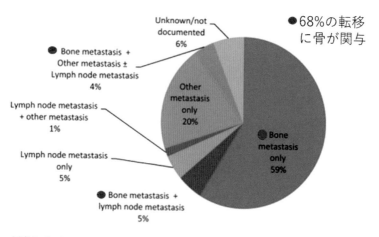

図表5‐2　（Cancer Med. 2016 Nov; 5(11):3300-3309)

告されています。

　前立腺がんの場合、骨への転移は、造骨反応を伴っていることから、造骨組織に集積する性質を持つ、放射性同位元素テクネチウム 99m をもちいて、骨シンチで、骨への転移の有無を調べます。骨シンチの例を図表 5 - 3 に示しました。図表 5 - 3 にある(a)が骨シンチの例で、転移像（黒くなっている部分）が確認できます。(b) は日本ではまだ適用されていませんが、68Ga-PMSA-ligand-PET/CT という検査システムをもちいた検査で得られた転移像です。同じ前立腺がん患者ですが、(a) にくらべて高感度で、骨以

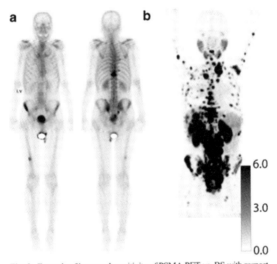

Fig. 2 Example of improved sensitivity of PSMA PET vs. BS with respect to affected bone regions. A 67-year-old patient with mCRPC under anti-androgenic therapy; PSA level was 500 ng/ml. **a**—bone scintigraphy shows only limited bone involvement of the lumbar spine, ribs, pelvis, and right femur. **b**—PSMA PET shows extensive osseous metastases in spine, pelvis, shoulder girdle, ribs, and all extremities, as well as lymph node involvement. Colorbar shows SUV

図表 5 - 3　（Eur J Nucl Mol Imaging. 2016 Nov; 43(12): 2114-2121.）

外の部位、例えばリンパ節への転移も明らかにすることができます。

　現在、日本では、臨床試験を行っている段階ですが、まもなく、一般的にも利用可能になると思われます。(b) の手法については、18章「今後の展望─転移がんの新しい検出法と近未来の治療法」で説明します。

　これまでに述べてきました検査から、総合的に、病期を確定します。図表5-4にあるような形式で記載します。例えば、

■ T- 原発腫瘍

TX	原発腫瘍の評価が不可能
T0	原発腫瘍を認めない
T1	触知不能、または画像診断不可能な臨床的に明らかでない腫瘍
T1a	組織学的に切除組織の5%以下の偶発的に発見される腫瘍
T1b	組織学的に切除組織の5%をこえる偶発的に発見される腫瘍
T1c	針生検により確認される腫瘍 (たとえば、PSAの上昇による)
T2	前立腺に限局する腫瘍[注1]
T2a	片葉の1/2以内の進展
T2b	片葉の1/2をこえ広がるが、両葉には及ばない
T2c	両葉への進展
T3	前立腺被膜をこえて進展する腫瘍[注2]
T3a	被膜外へ進展する腫瘍 (一側性、または両側性)、顕微鏡的な膀胱頸部への浸潤を含む
T3b	精嚢に浸潤する腫瘍
T4	精嚢以外の隣接組織 (外括約筋、直腸、挙筋、および/または骨盤壁) に固定、または浸潤する腫瘍

注1：針生検により片葉、または両葉に発見されるが、触知不能、また画像では診断できない腫瘍はT1cに分類する。
注2：前立腺尖部、または前立腺被膜内への浸潤 (ただし、被膜をこえない) はT3ではなく、T2に分類する。

■ N- 所属リンパ節

NX	所属リンパ節転移の評価が不可能
N0	所属リンパ節転移なし
N1	所属リンパ節転移あり

■ M- 遠隔転移

MX	遠隔転移の評価が不可能
M0	遠隔転移なし
M1	遠隔転移あり
M1a	所属リンパ節以外のリンパ節転移
M1b	骨転移
M1c	リンパ節、骨以外の転移

（日本泌尿器科学会、日本病理学会、日本医学放射線学会（編）．前立腺癌取扱い規約第4版．東京：金原出版；2010．）

図表5-4　日本癌治療学会　がん診療ガイドライン (http://www.jsco-cpg.jp/prostate-cancer/guideline/)

T2aN0M0 と記載されている場合は、前立腺がんが前立腺内に留まっている、限局がんです。前立腺は左右二つの構造体から構成されていますが、その片側に限局していること、そして、がんの範囲がその片側の構造体の半分以下の領域に収まっていることを示しています。

　最近、ノモグラムと呼ばれる、個々の患者に対する治療成績や予後予測を提供する数学的モデルが利用されるようになってきました。1993 年に Partin らによる前立腺全摘除術後の病理病期予測ノモグラム（Partin Table）が作成され、泌尿器科医に広く使用される契機となりました。日本でも Partin Table と同様に、日本人のコホートによる Japan PC Table が作成されています。ノモグラムは、患者の治療結果を予測する優れたツールであり、リスク分類の不均一性（heterogeneity）をさらに層別化することが可能です。図表 5 - 5 に例として、T2aN0M0 のノモグラムを示しました（Naito S, et al. J Urol. 2008;180（3）:904 - 10）。

　ある前立腺がん患者さんは、T2aN0M0 と判定され、PSA は、6.1 〜 8.0 の間にあり、また、グリーソンスコアは 7（3+4）と仮定します（矢印で示したところ）。その時、被膜内限局がんである可能性は 66％、被膜外浸潤がある可能性は 30％、精嚢浸潤は 2％、リンパ節転移は 2％であると、過去のデータから推察されるという結果になります（枠で囲んだところ）。この数値は、あくまでも推定であり、個々のケースで実際どこまであてはめることができるのか、運用の問題点が残ります。

　ノモグラムから得られる教訓は、限局がんと診断され外科手術を受けたあとにも、がんが体の中に残る可能性が低くないことです。術前の診断では限局がんと判断されても、手術後に浸潤がんが判明する可能性がかなりあるということです（図表 5 - 5　Naito S,

TABLE 4. *Probability of each pathological stage in patients with clinical T2a disease*

PSA (pathological stage)	% Gleason Score (95% CI)			
	6 or Less	7 (3 + 4)	7 (4 + 3)	8 or Greater
4.0 ng/ml or Less:*				
OCD	96 (90–100)	92 (81–99)	89 (74–98)	88 (73–99)
EPE	4 (0–10)	6 (0–14)	7 (0–8)	5 (0–12)
SVI	0 (0–2)	2 (0–10)	4 (0–16)	7 (0–23)
4.1–6.0 ng/ml:				
OCD	78 (70–85)	68 (58–77)	61 (49–72)	64 (52–77)
EPE	21 (14–29)	28 (19–37)	32 (23–43)	22 (14–33)
SVI	1 (0–2)	4 (1–10)	5 (1–12)	10 (2–21)
LNI	0 (0–1)	1 (0–3)	1 (0–6)	3 (0–10)
6.1–8.0 ng/ml:				
OCD	76 (67–84)	66 (55–76)	58 (45–70)	62 (48–74)
EPE	23 (15–33)	30 (21–41)	35 (23–47)	24 (15–36)
SVI	0 (0–1)	2 (0–5)	3 (0–7)	5 (0–12)
LNI	0 (0–2)	2 (0–6)	4 (0–15)	8 (0–24)
8.1–10.0 ng/ml:				
OCD	68 (58–79)	54 (41–65)	44 (33–56)	42 (30–55)
EPE	29 (20–40)	34 (23–45)	37 (25–47)	23 (15–34)
SVI	1 (0–4)	8 (2–15)	10 (4–20)	18 (7–29)
LNI	1 (0–5)	5 (1–12)	9 (2–21)	18 (6–34)
10.1 ng/ml or Greater:				
OCD	62 (51–71)	47 (36–57)	37 (28–48)	36 (27–47)
EPE	36 (26–47)	40 (30–51)	42 (31–52)	27 (18–37)
SVI	1 (0–5)	8 (3–18)	11 (5–21)	20 (10–30)
LNI	1 (0–5)	5 (1–11)	9 (2–20)	18 (8–29)

* No probability of LNI.

OCD: 被膜内限局がん
EPE: 被膜外浸潤
SVI: 精嚢浸潤
LNI:リンパ節転移

図表5 - 5 （Naito S, et al. J Urol. 2008;180（3）:904 - 10）

et al. J Urol. 2008;180（3）:904 - 10）。ですから、前立腺被膜の外側ま
で確実に治療できる治療法が優位であると考えられるでしょう。
　これまでに述べてきましたように、さまざまな検査を通じて、
前立腺がんの状態を把握することが、治療法選択の基礎になりま

		PSA		
		10以下	10を超え20以下	20を超える
グリソンスコアと病期	2-6 かつ T1c-T2a	低リスク	中リスク	高リスク
	7 または T2b	中リスク	中リスク	高リスク
	8-10 または T2c以上	高リスク	高リスク	高リスク

https://www.gan.med.kyushu-u.ac.jp/result/prostate_cancer/index2

図表5 - 6　注記：NCCN（National Comprehensive Cancer Network）では T2c は高リスクでなく中間リスク前立腺がんとして区分しています。

す。「限局がん」（前立腺内に留まっているがん）は、図表5 - 6のリスク分類をベースとして、治療法の選択が行われています。

第6章

前立腺がんの治療法の種類

　前立腺がんの悪性度、病期によって、いろいろな治療法を選択することができます。図表6‐1に主なものを示しましたが、治療法としては、

　　①監視療法

　　②全摘出手術

　　③放射線療法

　　④ホルモン（男性ホルモン遮断）療法

　　⑤化学療法（抗がん剤治療）

　　⑥核医薬療法

が主なものです。これら以外にも、局所療法（Focal Therapy：フォーカルセラピー）と呼ばれるものがあります。

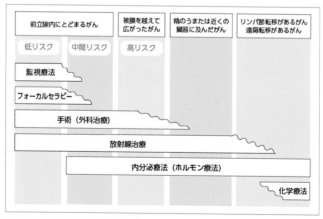

日本泌尿器科学会編「前立腺癌診療ガイドライン　2016年版」（メディカルレビュー社）より改変

図表6‐1（https://ganjoho.jp/public/cancer/prostate/treatment.html）

第7章

監視療法

　監視療法とは、確定診断で見つかった前立腺がんの悪性度が低く、治療を開始しなくても余命に影響がないと判断される場合に、経過を監視するだけで積極的な治療を行わない、一種の「療法」を指します。積極的治療による副作用、つまり、生活の質の低下を防ぐことも目的としています。監視療法は、PSA 値が 10ng / mL 以下、病期が T2 以下、グリーソンスコアが 6 以下の場合と考えられています。監視療法では、3 ～ 6 カ月ごとの直腸診と PSA 検査、および 1 ～ 3 年ごとの前立腺生検を行い、病状悪化の兆しが見られた時点で、積極的治療が検討されます。

第8章

全摘出手術

　前立腺と精嚢を摘出し、その後、膀胱と尿道をつなぐ手術を行います。手術の際に前立腺の周囲のリンパ節も取り除くこともあります（リンパ節郭清）。手術はがんが前立腺内にとどまっており、期待余命が10年以上と判断される場合に行うことが最も推奨されていますが、前立腺の被膜を越えて広がっている場合でも対象とされています。手術の方法には、開腹手術、腹腔鏡手術、ロボット支援手術などがあります。

1節　開腹前立腺全摘除術

　図表8‐1に示したように、腹部の正中を切開し、直視下で、がん組織をふくむ前立腺、精嚢を全摘除し、膀胱と尿道を吻合します。手術時間は数時間で、手術には一定のリスクが伴うため、年齢・持病によっては勧められないことがあります。術後合併症として尿失禁・性機能障害があげられます。

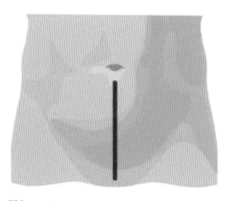

図表8‐1（http://kompas.hosp.keio.ac.jp/sp/contents/medical_info/presentation/201604.html）

2節　腹腔鏡手術

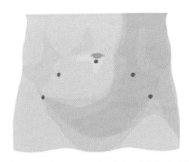

図表 8 - 2　（http://kompas.hosp.keio.ac.jp/sp/contents/medical_info/presentation/201604.html）

　図表 8 - 2 に示したように、腹部に 5 カ所、5 〜 12mm のトロカーと呼ばれる筒状の器具を留置、カメラや手術に使う器具はこの器具から出し入れします。二酸化炭素を注入しておなかを膨らませ（「気腹」と呼びます）、前立腺や腹腔内がカメラで見えるようにします。細長いはさみや器具をトロカーから入れ、カメラで観察しながら操作し、右下腹部に 3 〜 5cm の傷をあけ、そこから前立腺を取り出します。手術した部分からの出血や滲出液を体の外に出すために、ドレーンという細い管を傷の一つからおなかの中に入れて手術を終了します。

3節　ミニマム創内視鏡下前立腺全摘除術

　図表 8 - 3 に示したように、ガスによる気腹を行わず、前立腺サイズのシングルポートから、解剖学的剥離面を展開して後腹膜的に広い術野を作成し、内視鏡および手術器具を同ポートから後腹膜腔内に挿入し、手指を入れることなく手術操作を行い、前立腺を摘除する術式です。術者は内視鏡による拡大視と直視（内視鏡）による立体視を併用し、手術参加者全員が内視鏡による拡大視を共有します（全員視）。最近では、3D 内視鏡のみで拡大視と立体視が可能となっています。患者や手術の状況に合わせてシングルポートのサイズを調節できるため、安全が担保されるメリッ

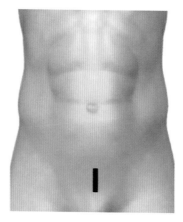

図表 8 - 3 （http://www.minimumendo.jp/gaiyou.html）

トがあります。本手術は 2006 年に厚生労働省より先進医療に認可され、2008 年に新規手術として社会保険診療報酬に収載されました。

4節　ロボット支援腹腔鏡下前立腺全摘除術

　図表 8 - 4 に示しましたが、手術様式としましては、腹腔鏡手術と同じですが、ダヴィンチサージカルシステムという、ロボットをもちいて行います。2012 年 4 月より保険診療となりました。3 次元立体視野・多関節器具による精緻な手術が可能になると言われています。大学病院・一般病院も含めて日本でも導入施設が急速に増えています。

　ロボット手術がどれくらい増えているかの指標として、東京女子医大が公表しているものを図表 8 - 5 に示します。2015 年以降、ほとんどがロボットをもちいて行われています。

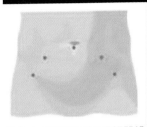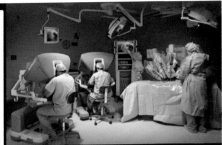

ダヴィンチ手術における切開部

図表 8 - 4 （https://www.ogaki-mh.jp/byouin/robot.html）

　放射線治療は、外科的前立腺がん全摘、薬物療法（抗がん剤治療）
と並ぶがんの3大治療法の1つです。単独で行われることもあり
ますが、薬物療法や手術と併用されることもあます。後述するト
リモダリティー治療は、小線源治療に外部照射放射線治療、ホル
モン療法と呼ばれる薬物療法を合わせた治療法で、高リスク、超
高リスク前立腺がんにもちいられています。

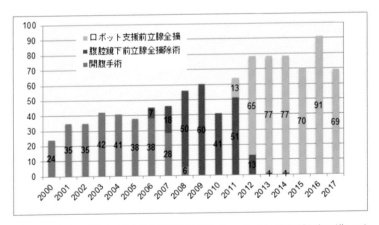

図表 8 - 5　東京女子医大の前立腺全摘出手術　（http://www.twmu.ac.jp/KC/Urology/disease/
cancer/prostate/ope.php）

第9章

放射線治療

　放射線とは、放射性物質から放出される粒子や電磁波のことです。粒子はアルファ線、ベータ線、陽子、中性子、重粒子などです。また、電磁波としては、エックス線、ガンマ線があります。エックス線、ガンマ線共に電磁波ですが、原子核外起源のものをエックス線、原子核内起源のものをガンマ線と呼んでいます。放射線を出す物質を「放射性物質」と定義していますので、ガンマ線は放射性物質から出ることになります。

　これらの放射線は、種類によってその性質が大きく異なりますが、その高いエネルギーで遺伝物質である DNA を破壊し、細胞(がん細胞) を死滅させます。

　細胞を死滅させるのは、照射される放射線のエネルギーによります。厳密には、ターゲットが受ける放射線の生物学的効果線量(Biological Effective Dose: BED) が指標となります。詳細に入る前に、放射線の単位を見ておくことにします。

　放射能の単位としては、ベクレル (Bq)、グレイ (Gy)、シーベルト (Sv)、生物学的効果線量 (BED) があります。放射性物質が放射能を出す量の単位にはベクレル (Bq) をもちいます。1Bq は 1 秒間に 1 個の放射性壊変をする放射性物質の量を表します。1Gy は物質 1kg 当たり、 1 ジュールのエネルギー吸収を与える量です。シーベルト (Sv) は放射線が外部被ばく線量としてどの程度であるかを示す単位です。Sv ＝吸収線量×放射線荷重計数×(組織荷重計数)。そして、放射線によるがん治療で、最も重要な

尺度が、生物学効果線量（BED）です。この BED はがん細胞死に繋がる DNA の二本鎖切断をベースにした LQ モデルにより算出されます。

$$E = \alpha d + \beta d^2$$

$$\frac{nE}{\alpha} = BED = (\text{total dose}) \times (\text{relative effectiveness}) = (nd) \times \left(1 + \frac{d}{\alpha/\beta}\right)$$

（E：1 回効果, BED: 生物学的等価線量, n: 分割回数, d: 1 回線量, α/β: α/β 比）

　前立腺がんを放射線で治療するときに、どの程度の BED が必要かということが重要になります。これを詳細に調べた論文が Stock らによって発表されました（Stock RG, et al. Int J Radiat Oncol

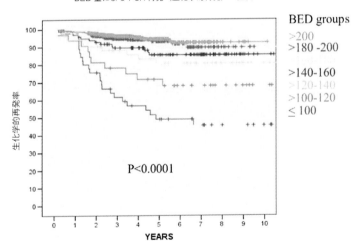

BED 量による PSA 再発（生化学的再発）の差異

Fig. 2. Effect of biologically effective dose (BED) groups on biochemical failure. PSA = prostate-specific antigen.

図表 9 - 1

Biol Phys. 2006; 64（2）:527 - 33）。そのデータを図表 9 - 1 に示します。

　このデータから、判断すると BED 160Gy 以上は必要で、できれば BED 200Gy 以上が望ましいとと思われます。しかし、高線量が周囲臓器にも照射された場合は、周囲臓器（具体的には直腸や、膀胱）に有害事象をもたらし、尿道壊死、直腸穿孔などの放射線障害も起こることが想定されます。それゆえ放射線障害を抑えながら治療効果を高めるための高い BED を投与できる方法と技術が求められるところです。

1 節　外部照射治療

　体の外から放射線を当てる治療法を「外部照射治療」と呼びます。外部から当てる放射線の種類としては、ガンマ線、エックス線、陽子線、重粒子線です。前立腺がんの放射線治療の副作用である直腸出血を起こさないため、ターゲットに高い線量の放射線を当て、前立腺の周辺にある直腸などの正常臓器には、当たる放射線の線量をできるだけ低く抑える方法で照射します（図表 9 - 1 参照）。

三次元原体照射

　3 次元原体照射（3D - CRT）は、照射される放射線の形を腫瘍の形に合わせることで、正常細胞の被ばくを最低限に避けようとする方法です。見る方向によって変化する腫瘍の投影像に合わせて放射線の形も変化させながら照射します（図表 9 - 2 参照）。

　この方法では、直腸にもかなりの線量のエックス線が当たり、障害が出る可能性があります。したがって、障害を回避するためには、ターゲットの線量を抑えることになり、がん細胞を死滅さ

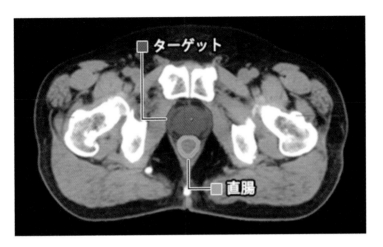

図表9‐2　岡山中央病院放射線がん治療センター（https://www.kohjin.ne.jp/okayama-gan/radiotherapy/imrt.html）

せるのに十分な線量が得られない場合があります。一方で、後で紹介するように熟練した医師による密封小線源治療（LDR‐BT）をもちいたトリモダリティー治療では、前立腺がんが隣接のリンパ節を含め、隣接組織に浸潤している可能性を想定して、三次元原体照射法で全骨盤内照射を施行し良好な成績を出しています。

強度変調放射線治療（Intensity Modulated Radiation Therapy: IMRT, Volumetric Modulated Arc Therapy: VMAT）

　三次元原体照射では、図表9‐3にありますように、直腸領域にも、比較的高線量の放射線が照射されることになります。直腸への照射を抑えるため、各角度からの照射で、細かく区切って、照射量をコンピューター制御したものがIMRT／VMATと呼ばれるものです。照射するシステムとしては、X－Y面での照

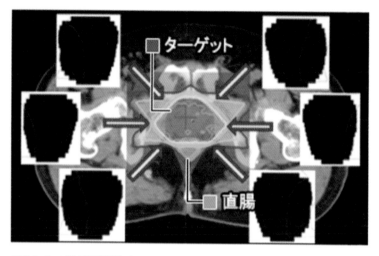

図表 9 - 3　三次元原体照射（https://www.kohjin.ne.jp/okayama-gan/radiotherapy/imrt.html）

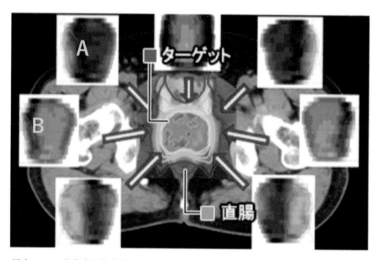

図表 9 - 4　強度変調放射線治療（https://www.kohjin.ne.jp/okayama-gan/radiotherapy/imrt.html　一部改変）

射を、Z軸方向（体軸）に移動をさせながら照射します。図表9 -
4にはその模式図を示しました。Aの角度から照射される放射線
領域の中で線量の違いを濃淡で表しています（三次元原体照射では
一定です）。また、Bの角度から照射される放射線領域の線量パター
ンは、Aとは異なっています。このように放射線照射をするこ
とにより、ターゲットには、十分の線量を照射しつつ、直腸など
の正常組織への放射線量を減らして、放射線障害を少なく抑える
ことができるシステムです。このシステムで現在、高い線量の照
射としては、1回2Gyで40回（計80Gy:BED 160Gy）のケースがあ
りますが、1回2Gyで39回（計78Gy:BED 156Gy）の照射も行われ
ています。

　問題は、前立腺が、呼吸、腸の蠕動運動などで、体内をある程
度移動することです。外部照射前にCTなどで照射部位を設定し
ても、呼吸、腸の蠕動運動、筋肉の動きなどで、照射時、あるい
は照射中にターゲットである前立腺が、初期設定位置からずれて
しまうことが多々ありました。そのため、画像誘導型の放射線治
療を行う施設が増えてきています。具体的には、赤外線センサー
などで、呼吸の動きを把握し、さらに、2方向からエックス線で
照射前に撮影して前立腺の位置を特定して、その部位に照射しま
す。

　最近は、機器の中には、ヘリカルファンビームを使って、数秒
ごとに2〜6カ所の異なった角度からkV - X線画像を取得し、ター
ゲット組織をリアルタイムで立体的に位置を追尾しているものも
あります。また、LED信号から算出される呼吸周期を相関させて、
これを基に放射線を照射しているものもあります。ターゲットを
リアルタイムで追尾するシステムとしては、Radixact（Accuray社
　図表9 - 5）などがあります。

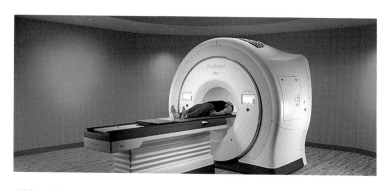

図表 9 - 5 （https://www.hitachi.co.jp/products/healthcare/products-support/rt/radixact/index.html）

定位放射線治療（SBRT : Stereotactic Body Radio Therapy）

SBRT は前立腺がんに対して、2016 年に保険適応になりました。SBRT は直径 5 cm より小さな病巣を対象にしていますが、IMRTと異なり基本的には全立体角からの照射が可能です。IMRT と比べて、ターゲット／周辺正常領域の線量比を上げることができます。つまり、ターゲットには高線量、周辺正常領域には低線量にすることより、放射線障害を抑え高い治療効果をもたらすことが出来ます。現在は、36.25Gy/5 回（BED 167.7Gy）が主流となっていますが、より高線量 40Gy/5 回（BED 200Gy）の照射も報告されています (Alayed Y, et al. Radiother Oncol. 2018;127（2）:213-218)。

最新の SBRT 機種は、強度変調機能や自動ターゲット追尾機能を備えています。しかしながら、SBRT 最大の問題点は設備コストが高いということです。SBRT 治療を推奨された場合には、その病院が導入している機種について質問するのも、患者としての選択肢でしょう。

粒子線治療

　ここまでに述べたのはＸ線による外部照射治療です。それとは異なり、陽子線や重粒子線という放射線を照射するものを粒子線治療と呼びます。粒子線治療に用いられる粒子は陽子、重粒子です。陽子とは水素の原子核で正の電荷をもつ粒子です。陽子線治療では水素ガスと共に特殊な機械を用いて、陽子を人工的かつ大量に作り出します。さらに真空中で加速し高エネルギー状態でがんに照射します。

　重粒子とは炭素の原子核を意味します。重粒子線治療では光速の約 70 ～ 80％にまで重粒子を加速し、がん細胞に照射します。重粒子線治療（炭素原子核線治療）におけるがん細胞の殺傷効果は、陽子線治療と比較すると、2 ～ 3 倍大きいとされています。

　粒子線治療の特徴は、深いところにエネルギーのピーク（ブラッグピークと呼びます）を作ることができることです（図表 9 - 6）。粒

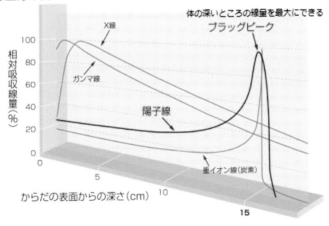

線量分布図

図表 9 - 6（http://www.southerntohoku-proton.com/proton/radio.html）

子線治療では患部以外への望まない障害を低減しつつ深い部位にある腫瘍に強い殺傷効果をもたらします。この特性がX線照射との違いです。

理論的にはその通りなのですが、粒子線治療におけるブラッグピークは矩形波的ではありません。線量は一定の分布を持っており、その中に、正常組織が入れば大きな影響受けると想定されます。また、がん組織が、ブラッグピークから外れれば、がんの再発を招くことになります。

重粒子線治療は陽子線治療に比べがん細胞の殺傷効果は2～3倍大きくなるとはいうものの実際のBED（生物学的効果線量）は160Gy以下であり、これまでの論文報告をみてもその効果が果たして、現実に即しているのかどうか疑問は残ります。

前項で述べましたが、IMRTでは、リアルタイムで、ターゲットである前立腺の位置を確認しながら、臓器の動きに合わせて、照射位置を制御していくことが主流になってきています。粒子線治療では、赤外線センサーを用い、呼吸に合わせターゲットの移動を感知しながら、照射位置を変化させる施設もありますが、そのようなシステムをまだ導入していない施設もあります。

放射線治療機器の進歩

IMRT/VMAT、SBRT治療はかつてCT、MRIでターゲット組織の位置情報を取得し、マジックマーカーで皮膚にマークして、放射線を照射していました。従って、ターゲット組織の照射時の正確な位置情報は判らず、ターゲット組織の移動を考慮して、ターゲット組織外側にも照射される様に、「マージン：糊代」を取った照射となっていました。つまり、正常組織が照射を受けて、障害を起こす可能性があったわけです。また、ターゲット組織が

照射から外れる可能性もありました。その場合は、再発へと繋がってしまいます。その後、IGRT（Image Guided Radio Therapy）が導入されました。IGRT は照射開始前に、異なった角度から Cone beam CT で画像を取得し、ターゲット組織の位置情報を得た上で放射線照射を行うものです。

　ターゲット組織の位置情報を得る方法は、2 通りあります。治療する前に毎回 CT をもちいるもの（Varian 社の "True-Beam" など）と、核磁気共鳴（MRI）をもちいるもの（Elekta 社の "Elekta-Unity"）です。MRI だと時間はかかりますが軟組織を明確に区別することができます。また、ターゲット組織の呼吸による移動は、赤外線センサーなどによって把握し、X 線の照射様式を決定しています。

　しかし、殆どのシステムでは、照射中のターゲット組織の不規則な移動（腸の蠕動等によるもの）は追尾することが出来ませんので（図表 9 - 7　右図参照）、体内を移動する可能性のあるターゲッ

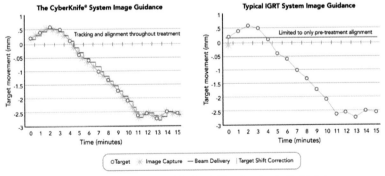

図表 9 - 7（https://www.accuray.com/wp-content/uploads/ck-m6-series-differentiation-brochure-a4-mkt-ck-1115-0182.pdf）

ト組織に、照射不足が起こる懸念もあります。そこでX線照射中でも、ターゲット組織の体内での移動を感知できるシステムが2002年に米国FDAで承認され、我が国では2010年に承認されました。このシステムは、医療機器メーカーのAccuray社が採用しており、IMRT/VMATでは名称が"Radixact"、SBRTでは"Cyber knife"です（図表9-7左図）。照射前に、前立腺に金マーカーを挿入し、数秒毎に2〜6カ所の異なった角度から、ヘリカルファンビーム（Helical fan beam）を用いてkV-X線画像を取得し、照射中でもターゲット組織の立体的位置を把握し、照射様式を補正しています（より正確な位置情報を得るための技術です）。一方、Elekta社の"Elekta Unity"は、リアルタイムでMRI画像を取得し、その情報を基に、照射様式を補正しています。

　難解な内容ですので、もう一度、各社の最新の照射装置について整理したいと思います（図表9-8参照）。
　医療機器メーカー・機種よって特色があり、対応するがんによっても、ある程度異なってくると思われます。Varian社の"TrueBeam"は治療時間が短いことから、患者さんにかかる負担は少ないでしょう。Elekta社の"Elekta-Unity"（2019年に承認）はターゲット組織の位置情報得るために、MRIを用いていますので軟組織でも明確に区別することができ、ターゲット組織画像を明確に得られます。照射中でも画像が取得できることからより精度の高い治療が可能であろうと思われます。Accuray社の"Radixact"、"Cyber Knife"はターゲット組織の位置情報を得るために、Helical fan beam CTを使っていることから、治療中にリアルタイムでターゲット組織の画像を得ることができます。前立腺の様に、呼吸だけではなく、腸の蠕動運動でも、影響を受けて、体内での位置が

製作会社	システム	機種名	ターゲット計測	ターゲット確認
Varian	IMRT/VMAT	TrueBeam	Cone beam CT	治療前に一回だけ
	SBRT	Halcyon	Cone beam CT	治療前に一回だけ、呼吸追尾なし
Elekta	IMRT	Unity	MRI	治療前に一回 / 治療中も連続的に画像の取得が可能
	IMRT/VMAT	Versa HD	Cone beam CT	治療前に一回だけ
	SBRT	Unity	MRI	治療前に一回 / 治療中も連続的に画像の取得が可能
	SBRT	Versa HD	Cone beam CT	治療前に一回だけ
Accuray	IMRT/helical delivery（360度）	Radixact	Helical Fan beam CT	金マーカーを挿入して、治療中に数秒毎に2－6カ所の異なった角度から画像の取得
	IMRT/multiple step-and-shoot	Cyber Knife	Helical Fan beam CT	金マーカーを挿入して、治療中に数秒毎に2－6カ所の異なった角度から画像の取得
	SBRT	Radixact	Helical Fan beam CT	金マーカーを挿入して、治療中に数秒毎に2－6カ所の異なった角度から画像の取得
	SBRT	Cyber Knife	Helical Fan beam CT	金マーカーを挿入して、治療中に数秒毎に2－6カ所の異なった角度から画像の取得

図表9‐8

変化するような組織には、本機種は適していると思われます。

　これらの機種で、ターゲット組織の位置を特定するために用いられるCT用のX線照射システムとしては、Cone beam と Helical fan beam とが使われています。その差異について、記載されて論文（Lechuga L, et al. Cureus. 2016; 8（9）: e778.）がありますので紹介します（図表9‐9参照）。この論文では、Helical fan beam の方が、得られる画像は解剖学的に判別能が高く、鮮明であると記載され

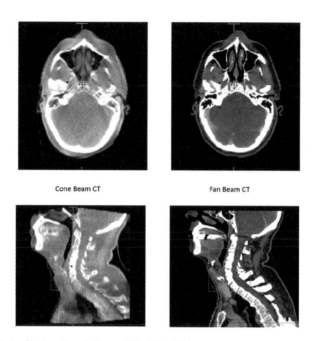

Cone Beam CT   Fan Beam CT

図表 9 -9 　(Lechuga L, et al. Cureus. 2016; 8 (9): e778.)

ています。また、一回の撮像あたりの被ばく線量は、Helical fan beam は Cone beam の ½ 〜 ⅓ であると記載されています。これらのことを総合すると、前立腺がんへ外照射治療を選択される場合は、現時点で "Cyber Knife" が他の機器との比較で優位ではないかと、筆者は推察します。転移したがんで軟組織（リンパ節転移）の場合は、CT で検出するのは、難しいので、MRI 画像とリアルタイムで連携して、照射できる "Unity" が適しているでしょう。

　他方、これら最新治療装置には長期的な成績がないということに注意が必要です。理論的に優位な機器であっても長期成績が発表されていない治療は、検証が伴っていないことを念頭において

おくべきだと思います。

　陽子線治療に関しては、照射するエネルギーレベルを変化させ、ブラッグピーク（図表9‑6）を尖ったものから、高原状にすることで、がんの全領域に満遍なく陽子線が作用するように改良が施されてきました。また、これまでは、ブロードビーム法でしたが、最近は、陽子線ビームを鉛筆の芯のように細くし、スキャニング法を用いることにより、がん組織以外に当たらないように改良されてきました。しかしながら、呼吸、蠕動運動により不規則に移動する前立腺をリアルタイムで追尾しながら照射することはまだ出来ていないのが現状です。

2節　内部照射治療

　内部照射は、小線源と呼ばれる放射性物質を病巣の近くや内部に挿入して、体の内から放射線を照射する治療法です。内部照射は使用する小線源の強さ（単位時間あたりの線量）によって低線量率と高線量率に分けられます。高線量率小線源治療（HDR‑BT）は、高い線量率の密封小線源、イリジウム192の発するガンマ線を利用する治療法です。低線量率小線源治療（LDR‑BT）は、低い線量率の密封小線源、ヨウ素125の発するガンマ線を利用する治療法です。

　線源に近いほど線量は高く、線源から距離が離れると急激に線量が減少します。また、がん内部に放射線源を置くため、線源の全方位に照射される放射線が、まず、がん病巣に当たることから、効率的な放射線利用と言えます。その結果として、病巣に高い線量で照射することができ、周囲の正常組織には線量を低く抑えることができます。

これらのことに加えて、外部照射にくらべて、大きな利点は、前立腺にアプリケーター針を挿入するため、前立腺固有の動き（膀胱内の尿量の変化や直腸のガスの有無により前立腺が動くこと）の影響を受けずに、正確な照射が行うことができる点です。

高線量率小線源治療（High Dose Rate Brachytherapy: HDR - BT）

　高線量率小線源療法（HDR - BT）は、前立腺内に一時的に小線源（イリジウム 192：317keV のガンマ線、半減期 73.8 日）を挿入し、治療終了後には抜去する方法です（図表9 - 10）。小線源のイリジウム 192 は 370 ギガベクレルのものが使用されています。アプリケーター針とよばれる針を 20 ～ 30 本ほど、会陰部より刺入します。その後、CT を撮影し、治療計画をたてた後、当日に 2 回、内照射を行います。病院によっては、7 回に分けて、4 日間の行程で行われているところもあります。一回の照射は数分から十数分で短時間に終了します。アプリケーター針装着後、照射終了まで、体位を変えることができないので、この治療を受ける患者に取っては苦痛が大きいのが欠点です。照射量は計 45.5Gy が多いとされています。再発リスクの高い局所前立腺がん（高リスク前立腺がん）に対して行う場合、放射線外照射と併用して行われることが多いようです。

低線量率小線源治療（Low Dose Rate Brachytherapy: LDR - BT）

　前立腺がんに対する組織内照射は広く普及している経直腸的超音波およびテンプレートをもちい、前立腺内にヨウ素 125（半減期 59.4 日、ガンマ線：27.5keV）をチタンに封入したシードと呼ばれる密封小線源カプセル（図表9 - 11）を永久刺入する方法です。シードには使用する時点での線源強度が異なる 11.0MBq、13.1MBq、

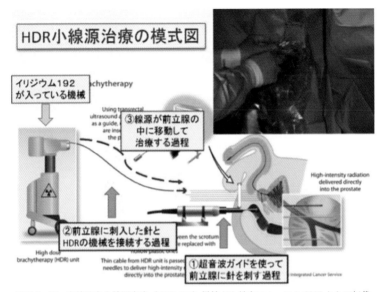

図表 9 - 10　高線量率小線源療法（HDR-BT）男性がん総合フォーラム 2018 からの転載
（http://pc-pc.org/kaiho/moforum2018.pdf）

15.3MBq の 3 種類があります（https://www.nmp.co.jp/member/sera/product/index02.html）。

　ヨウ素 125 を封入した小線源シードを前立腺に埋め込んだ様子を図表 9 - 12 に示しました。この LDR - BT の問題点として、少数のシードが血流に乗って移動してしまう場合があります。その例を図表 9 - 13 に示しました。

　図表 9 - 13 のように、本来あるべきところからシードが移動してしまうケースは、論文（Maletzki P, et al. Prostate International; 2018; 6 (2) 66 - 70）として報告されています。この事象について追跡調査された結果、この移動で臨床的症状が観察されたことはないと記載されています。

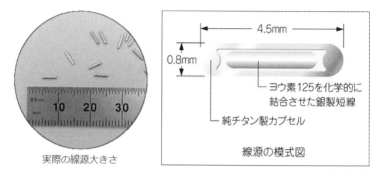

実際の線源大きさ

4.5mm

0.8mm

─ ヨウ素 125 を化学的に
　結合させた銀製短線

─ 純チタン製カプセル

線源の模式図

図表 9 - 11　ヨウ素 125 を封入した小線源シード（seed）　高知大学医学部泌尿器（http://
www.kochi-ms.ac.jp/~hs_urol/diagnose_and_cure/cure/prostate_cancer01.html）

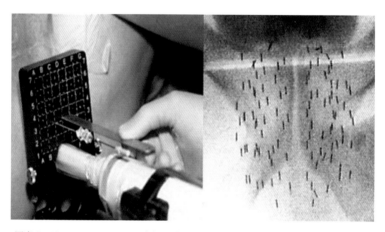

図表 9 - 12　LDR-BT のシードを埋め込み及び埋め込んだ画像（https://safemedtrip.com/
wp-content/uploads/2013/04/pro.jpg）

● 移動してしまったシード

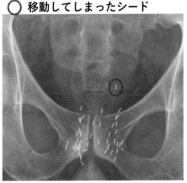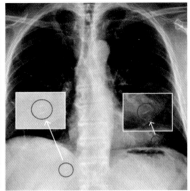

図表 9 - 13　LDR-BT のシードが移動した例（Maletzki P, et al. Prostate International; 2018; 6 (2) 66-70）

　シードの移動を抑えるため、シード同士を連結した、連結型シードも開発され利用されています。しかし、連結型シードも問題がないわけではありません。基本的に連結型シードはプレプラン法というリアルタイム法が導入される前の旧式の治療にもちいられるデバイスであり、リアルタイムで臨機応変に挿入する線源個数を調節できないという欠点があります。

　2021 年に、LDR - BT の完成形ともいえる手技が、Ten - step 法として論文に公表されました（Okamoto K. J Appl Clin Med Phys. 2021; 22 (6)：172 - 182）。図表 9 - 14 にその概略を示しました。この方法では、がんの存在している前立腺辺縁領域にシードを密に配置し、高線量（240Gy）領域を作り、被膜外浸潤があっても、十分な線量が照射されるように設定されています。一方、尿道、直腸には、高線量が照射されないように、つまり、放射線障害を起こさないように配置しており、前立腺全体としては、BED ≧ 200Gy としています。これらの点で、過去に全世界で行われてきた標準的 LDR - BT とは大きく異なります。

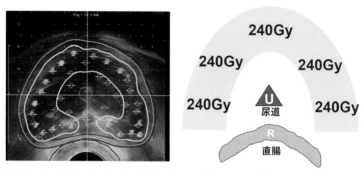

図表 9 - 14　赤線：ターゲット前立腺、オレンジ線：160Gy、青線の処方量 144 Gy、ピンク線：240 Gy（J Appl Clin Med Phys. 2021; 22: 6: 172-182）

　Ten - step 法では高精度の小線源治療を施行するには、連結型シードは適切ではないと記載しています。この手技では連結型シードを使用せず、臨機応変に線量計画や一本の針あたりの線源個数を術者が調節しながら、フリーシードを一個一個ミリ単位で正確に挿入する熟練した技術を要します。この手技での小線源単独療法による 7 年での生化学的非再発率は、中間リスク群で 99.1 ％となっています（Okamoto K, et al. J Contemp Brachytherapy. 2020;12（1）:6 - 11）。ホルモン療法や外部照射を使用しなくてもこれだけ高い非再発率が Ten - step 法によりもたらされたことはわれわれ患者にとって大きな福音といえるでしょう。

　あとでくわしく述べますが Ten - step 法の線源配置は高リスク・超高リスク症例のトリモダリティー治療（小線源＋外部照射＋短期ホルモン療法）にも応用されています（Okamoto K, et al. J Contemp Brachytherapy. 2017;9（1）:1 - 6）。

HDR‑BT と LDR‑BT の違い

すでに述べましたように、HDR‑BT はイリジウム 192 という線源をもちい、LDR‑BT はヨウ素 125 という線源をもちいます。イリジウム 192 もヨウ素 125 も放射性同位元素（ラジオアイソトープ）と呼ばれるものです。専門的にいうと、どちらも放射性壊変を通じて放射線を放出します。

この放射線によりがん細胞を死滅させるというメカニズムは共通していますが、イリジウム 192 のエネルギーは 317KeV であるのに対して、ヨウ素 125 は 27.5keV です。このようにエネルギーの強さが HDR‑BT の線源と LDR‑BT の線源ではまったく違うため、HDR‑BT では入院して短期間だけ照射をするのに対し、LDR‑BT では線源は永久挿入という形をとります。

エネルギーや線量率の高さから、HDR‑BT の放射線は、隣接する正常組織にも強い影響を及ぼす可能性があります。また、線量も極めて高く、短時間の照射で、必要量に達します。したがって、線源を体内に留置する必要がなく、シードが移動するという問題もありません。

しかし、図表 9‑10 のように HDR‑BT は穿刺針どおりの直線的な放射線照射しかできないので、図表 9‑14 が示す高精度 LDR のように曲線的に線源を配置し、照射することができないというデメリットがあります。

LDR‑BT の場合、線源のエネルギーレベルが低いことから、隣接正常組織に対する放射線の影響を HDR‑BT とくらべると格段に抑えることができます。この LDR‑BT 手技で重要なことは、線源のエネルギーレベルが低いこと、つまり、放射線の影響力の範囲が狭いことから、シードを適切に配置して、場所による線量不足を作らない点です（線量不足は、がんの再発につながります）。

したがって、LDR - BT の場合は、こうした施術を行う技量が求められますが、放射線治療の理論的観点からは、理想的な治療といえます。

第10章

トリモダリティー治療

　トリモダリティーとは、外部照射と小線源療法（ブラキ治療：LDR - BT、または高線量率小線源療法：HDR - BT）の併用療法にホルモン療法を組み合わせた治療方法です。トリモダリティー治療のなかでもブラキ治療、すなわち LDR - BT をもちいたトリモダリティー治療は高度な技術をもって適切に施術されれば、局所進行がんの中でも超高リスクと呼ばれる T3b（前立腺がんが前立腺の被膜をこえて精嚢腺まで浸潤している）、T4（前立腺がんが精嚢腺以外の膀胱などの隣接組織に浸潤している）、組織学的に高悪性度の前立腺がんであるグリーソンスコア 8 - 10 に相当するがんでも根治できる治療法です。

　LDR - BT をもちいたトリモダリティー治療は、ニューヨークのマウントサイナイメディカルセンターで開発されたもので、短期間のホルモン療法に小線源療法と外部照射を組み合わせ、外部照射換算で 120Gy 近い放射線量（BED220Gy）を当てることが、高リスク前立腺がんに対するもっとも効果的治療法であると報告されています（Stone NN, et al. Int J Radiatiol Phys. 2009; 73（2）:341 - 346）。これは IMRT をもちいて行われる高精度照射と呼ばれる外部照射単独の線量にくらべても、約 1.4 倍程度の線量に相当します。ちなみに、IMRT による外照射線量では 78Gy（2Gy ／回 × 39 回；BED156Gy）となります。

第11章

男性ホルモン遮断治療 （ホルモン療法）

　前立腺がんが、リンパ節転移も含めて広範な浸潤、遠隔転移をしている場合は、限局がんに対応した前立腺全摘、放射線治療を適応することはできません。こうした前立腺がんの状態に対処するためには、男性ホルモン遮断治療、抗がん剤治療（後述）、核医薬治療（後述）があります。

　前立腺がんは、男性ホルモンのアンドロゲン（androgen）と呼ばれるステロイドホルモンの存在下で増殖し、やがて転移します。この増殖を抑える方法として、男性ホルモン遮断治療がもちいられています。この方法はホルモン療法と通称されています。また、英語での呼び名、Androgen Deprivation Therapy の頭文字を取って、ADT と呼ばれることもあります。

　図表11-1に、男性ホルモンの産生経路を示しました。男性ホルモンは、精巣と副腎で合成されます。男性ホルモンは95％以上が精巣由来であり、残りの数パーセントは副腎由来です。この男性ホルモンが前立腺で作用し、がんの増殖を引き起こします。現在、もっとも一般的な治療法は、Combined Androgen Blockade 療法の頭文字を取って、CAB 療法と名付けられています。この意味が示す通り、複数の薬剤を使って男性ホルモンが前立腺に作用することを阻止する療法です。

　具体的には、脳の視床下部から脳下垂体に対して「精巣と副腎から男性ホルモンを放出せよ」という指令物質を出すのですが、この指令物質の流れを阻止する薬剤です。この物質と化学的に似

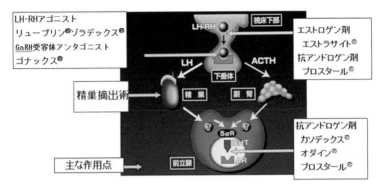

http://www.uro.med.tohoku.ac.jp/patient_info/ic/tre_p_c_04.html

図表 11 - 1　男性ホルモン産生過程と阻害剤

　たもの（リュープリン、ゾラデックス）を投与して、この物質の効果を薄めてしまう薬剤もふくまれます。さらに、脳下垂体にあるこの物質の受け口（受容体）に、この物質が入らないよう蓋をしてしまう薬剤（ゴナックス）も入ります。

　もう一つ作用機序の異なる薬剤（抗アンドロジェン薬）として、仮に、男性ホルモンが前立腺に到着したとしても、その受容体（AR: Androgen Receptor）に結合するのを抑制し、その作用が起こらないようにするものです（カソデックス、オダイン、プロスタール）。

　CAB 療法は徹底した男性ホルモン遮断治療ですが、本療法を続けていくうちに、投薬しても前立腺がんの増殖を阻止できなくなる場合が多く見られます。こうしたがんの状態を、去勢抵抗性前立腺がん（CRPC：Castration Resistant Prostate Cancer）と呼びます。最近、抗アンドロゲン薬として、従来のものより強力な薬剤（エンザルタミド）が利用可能となり、これまでは CRPC とされていたがんでも治療することができるようになりました。しかし

CRPC 細胞は、内部で男性ホルモンを自己生産できるようになってしまうため、外部からの男性ホルモンに頼らず、つまり、抗アンドロゲン薬があっても増殖できるようになってしまいます。

　男性ホルモンを体内で合成できなくする薬剤は、ホルモン療法としては究極の薬剤と考えられます。男性ホルモンは、CYP17という酵素で作られますが、この酵素の阻害剤であるアビラテロン酢酸エステルが抗アンドロゲン薬として、最近追加され、本剤の投与を受けた人は、受けなかった人にくらべて、生存期間が中央値で 8 カ月延びたと記載されています（http://www.interq.or.jp/ox/dwm/se/se42/se4291033.html）。

　男性ホルモン遮断治療の副作用として、以下のことが記載されています（http://www.uro.med.tohoku.ac.jp/patient_info/ic/tre_p_c_04.html）。

　ほてり、頭痛、発汗、肝機能障害、性欲減退、勃起障害、女性化乳房、乳房痛、精巣萎縮、貧血、骨粗鬆症、肥満、糖尿病、心血管疾患、筋肉減少、認知機能の低下、うつ傾向などがあります。女性の更年期症状と一部は似ています。ホルモン療法の副作用の多くはホルモン療法を休止することで（可能であれば）改善しますが、なかには女性化乳房のように不可逆的な変化もあります。また、「前立腺がんの早い時期からの ADT は、前立腺がん患者のかなりの数で、臨床的進行が始まる前に去勢抵抗性前立腺がん細胞を生成させている」とする記載があります（単行本 Androgen Action in Prostate Cancer Donald Tindall、James Mohler 編集、Springer 社 ,2009）。

　こうした男性ホルモン遮断療法の副作用を少しでも緩和する試みとして、男性ホルモン遮断薬の間歇投与も試みられています。これまでの間歇投与に関する知見をまとめたものが 2020 年に報告されました（Perera M, et al. Nature review Urol. 2020;17（8）:469 - 481）。この報告によりますと、

郵 便 は が き

6 6 3 - 8 7 9 0

料金受取人払郵便

西宮東局
承認
495

差出有効期間
2023年5月31日まで

受取人）

兵庫県西宮市甲子園八番町二ー一

ヨシダビル301号

株式会社　鹿砦社　関西編集室　行

◎読者の皆様へ

ご購読ありがとうございます。誠にお手数ですが裏面
の各欄にご記入の上、ご投函ください。
今後の小社出版物のために活用させていただきます。

_{ふりがな} お名前	男・女	年生れ

ご住所 〒　　　　　　　　☎

ご職業 （学校名）	所属のサークル・団体名

ご購入図書名	**一流の前立腺がん患者になれ！ 最適な治療を受けるために**

ご購読の新聞・雑誌名（いくつでも）	本書を何でお知りになりましたか。 　イ　店頭で 　ロ　友人知人の推薦 　ハ　広告を見て（　　　　　　　　　） 　ニ　書評・紹介記事を見て（　　　　） 　ホ　その他（　　　　　　　　　　　）

本書をお求めになった地区	書店名

本書についてのご感想、今後出版をご希望のジャンル、
著者、企画などがございましたらお書きください。

①男性ホルモン間歇遮断療法は、男性ホルモン連続遮断療法で起こる有害事象と生活の質の低下を軽減することができます。

②統計学的に見て、男性ホルモン間歇遮断療法がより劣っていることを示す証拠はありません。

③生活の質（メンタルヘルス、身体能力、性的健康を含む）に関しては、男性ホルモン間歇遮断療法の方が、男性ホルモン連続遮断療法より優れていると言えます。

④遠隔転移がないか、あるいはあっても、内臓転移なし、骨転移箇所 3 以下の低容量転移で、かつホルモン感受性がんの場合、初期全身治療時は、男性ホルモン間歇遮断療法が適しています。

と記載されています。

第 12 章

抗がん剤治療

　抗がん剤治療は、転移したがんを対象としています。また、男性ホルモン遮断治療が功を奏さなくなったときにもちいるとされていましたが、現在は、男性ホルモン遮断治療とあわせてもちいるケースも報告されています。

　抗がん剤として、登録されている薬剤は沢山ありますが、前立腺がんに使われている薬剤は、タキサン系の薬剤で、ドセタキセルとカバジタキセルがあります。タキサン系の薬剤は、微小管に結合し、微小管の重合促進・安定化をもたらし細胞分裂を阻害し、増殖能力の高いがん細胞を死滅させます。タキサン系抗がん剤の毒性（副作用）としては、白血球減少、好中球減少、末梢神経障害、悪心嘔吐などがあります。タキサン系抗がん剤の薬物血中濃度には、通常 5 〜 10 倍の個体差があることが報告されており、患者に合った、処方が求められます。

　抗がん剤治療中でも、ホルモン療法が継続される場合あります。またステロイド内服薬を併用することもよく行われています。悪性度が高い場合や転移が多い場合には、ホルモン抵抗性になる前の早期から、抗がん剤を使用した方がよいとする報告があります。ドセタキセルで抵抗性になった場合の新規抗がん剤として、カバジタキセル（ジェブタナ）が利用可能で、ドセタキセル抵抗性の前立腺がんに対してでも効果があるとされていますが、ドセタキセルにくらべると白血球数がより低下するため、感染を起こしやすくなりますので注意が必要です。

　ドセタキセルは、それまで使われていた抗がん剤であるノバントロン（ミトキサントロン）より、中央値で2.9カ月延命効果があると発表されています（Berthold D, et al. J Clin Oncol 2008; 26:242 - 245.）。また、カバジタキセルは、それまで使われていた抗がん剤であるノバントロン（ミトキサントロン）より、中央値で2.4カ月延命効果があると発表されています（de Bono JS, et al. Lancet. 2010; 376（9747）: 1147 - 54.）。

第 13 章

放射性医薬品をもちいた治療法

　放射性物質を含む医薬品のことを放射性医薬品と呼んでいます。5 章に、141keV のガンマ線を放出するテクネチウム 99m をもちいた骨シンチで、がんが骨へ転移しているかどうかについての検査について記しました。現在、転移した前立腺がんの治療に、アルファ線（ヘリウム原子核）を放出するラジウム 223 をもちいた方法があります。薬剤名はゾーフィゴで、化学薬品名としては、塩化ラジウム 223 です。ゾーフィゴを投与した骨転移患者群の全生存率中央値は 14.9 カ月に対して、プラセボを投与した群では全生存率中央値は 11.3 カ月であったと報告されています（延命効果 3.6 カ月 ）（https://pharma-navi.bayer.jp/omr/online/product_material/XOF_PRI_201810050_1538724899.pdf）。

　ラジウムは、カルシウムと同じアルカリ土類金属に属し、2 価イオンで、カルシウムと同様に、造骨反応の起こっている骨に集まります。前立腺がんの骨転移は、造骨反応を伴うことから、骨転移した前立腺がん患者に、ゾーフィゴを投与すると、がんの転移した骨部位にラジウム 223 が集積し、アルファ線を放出します。ラジウム 223 原子は崩壊して、安定な鉛 207 原子になるまでに、4 回アルファ線を放出します。ラジウム 223 の放出エネルギーは、5.7 〜 7.4MeV です。加えて、アルファ線の組織内飛程は 100μm 未満と短いため、その飛程距離内で、アルファ線の高エネルギーが吸収されることになり、DNA は大きな損傷を受け、その領域内にある細胞は死滅してしまいます。飛程距離が短いことから、

隣接する正常組織への影響は極めて低くなります。

　塩化ラジウム 223 自体は、前述しましたように、造骨反応の起こっている骨組織に集積しますが、前立腺がん細胞には集積しません。厳密に記載するのであれば「前立腺がんが転移した骨に塩化ラジウム 223 が集積する」ことになります。また、図表5- 2で示しましたが、転移性前立腺がんの 32％は骨以外の所に転移していることがわかっています。この骨以外の転移に対しては、塩化ラジウム 223 は機能しません。

　現在、前立腺がん細胞に特異的に存在する PSMA と呼ばれるタンパク質と会合する物質に放射性物質（Ac225: 安定元素になるまで、4 回のアルファ線を放出、計 27.477MeV）を結合させて、直接、がん細胞を攻撃する「放射性分子標的薬」の開発が進み、実用化一歩手前まで来ています（18 章　今後の展望―転移がんの新しい検出法と近未来の治療法―に記載）。

第 14 章

治療法の選択　その1
標準治療から見た選択

　まず、標準治療は、「科学的根拠に基づいた観点で、現在利用できる最良の治療であることが示され、ある状態の一般的な患者さんに行われることが推奨される治療をいいます」と定義されています（https://ganjoho.jp/public/qa_links/dictionary/dic01/hyojunchiryo.html）。

　前立腺がんの標準治療法について、日本泌尿器科学会で作成された『前立腺がん診療ガイドライン』2016 年版に記載されているものを転載させていただきます（http://www.jsco-cpg.jp/prostate-can）。

　前述していますが、この治療模式図について、ここでは治療法の選択という観点から記載したいと思います（図表 14 - 1）。がんの状態として、限局性がん、局所進行性がん、転移がんに分けられています。限局性がんは、前立腺内にがんが留まっているがんです。局所進行性がんは、前立腺の被膜外に進展した前立腺がん、例えば、隣接するリンパ節、精嚢などに浸潤したがんです。そして、転移性がんは、遠隔転移したがんを意味します。

　限局性がんには、5 種類の治療法が適用可能とされています。それらは、監視療法、局部治療法（focal therapy：治療が必要な部分への選択的治療法）、全摘除術、放射線療法、そして、ホルモン療法です。

　低リスクと低リスクに近い中リスクの場合は、監視療法も行われていますが、患者さんの体力に問題がなければ、全摘除術、放射線療法を選択している場合が多数を占めています。

病期別治療アルゴリズム

*CQ 番号をクリックすると解説画面へ移動します。

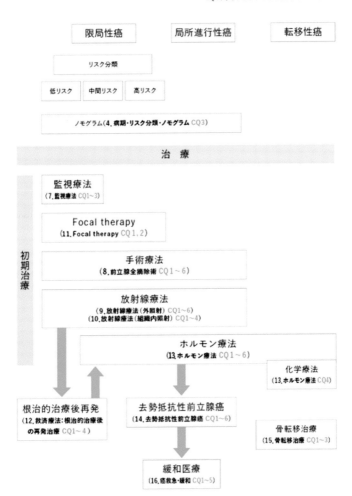

図表 14 - 1 （http://www.jsco-cpg.jp/prostate-can）

局部治療法は、推奨グレード（主に医療業界において、その手技を行うことがどれくらい推奨されるかを表わした目安）はC1です。C1は「行うことを考慮してもよいが、十分な科学的根拠がない」と記載されています。

　一方、全摘除術、放射線療法の推奨グレードはAもしくはBです。Aは「行うよう強く勧められる」、Bは「行うよう勧められる」と記載されています。

　ホルモン療法は、限局性がんには、最初の治療としてあまりもちいられることはありませんが、患者さんが高齢である場合、体力が十分でない場合にもちいることもあります。

　局所進行性がんの場合は、全摘除術、放射線療法、ホルモン療法、そして、小線源治療に放射線療法とホルモン療法を組み合わせたトリモダリティー治療が治療の選択肢となります。

　転移性がんの場合は、一般的には、ホルモン療法になります。しかし、最近は、転移箇所が少ない場合は、転移部位に放射線療法を施し、さらに、ホルモン療法を行うこともあります。転移部位が多い場合は、ホルモン療法と抗がん剤との併用による治療を行うこともあります。ホルモン療法により、男性ホルモンを遮断すると、通常は、前立腺がん細胞の増殖は止まります。しかしながら、時間の経過とともに、男性ホルモンを遮断してもがん細胞が増殖するようになる場合が多く見られます。こうしたがんを「去勢抵抗性前立腺がん」と呼びます。この去勢抵抗性前立腺がんに対応するため、抗がん剤（ドセタキセル／カバジタキセル）療法がもちいられています。また、骨転移したがんについて、アルファ線を出す核種（ラジウム）を持つゾーフィゴと呼ばれる核医薬をもちいて、骨転移がんに対処しています。

　限局性がん、局所進行性がん、転移性がんと分けて、治療の選

択肢を概観してきましたが、個々の患者によってがんの状態が異なることから、患者自らその情報を収集し、医師と相談して、最終的には患者自身で治療を選択することが必要です。

第 15 章

治療法の選択　その２
エビデンスを基にした治療実績の検討

　我々、患者としては、手技の最新の評価（査読付きの論文発表）を基に、治療法を選択することがベストと思われます。そこで本書では、手技ごとの根治率を、可能な限り、我が国の医療機関から報告された最新の論文を基に紹介したいと思います。最新の治療機器、高額機械をもちいているという点は、よい治療を選ぶ際の判断材料とすべきではありません。最新の高額機器をもちいた治療というのは、長期の成績が出ていないものがほとんどだからです。近年のロボット前立腺全摘除術や重粒子線治療など、つぎつぎと最新高額機器が導入されているにもかかわらず、初期治療を受けた患者の 40 ～ 60％が再発を起こしていることが世界中で報告されています（Tisseverasinghe SA, et al. Transl Androl Urol 2018; 7 (3) :414 - 435.）。

１節　前立腺がん再発の基準

　前立腺がんの治療の評価は、術後 10 年の全生存率が一つの大きなポイントです。しかし、我が国における前立腺がん治療 10 年後の生存率は 97.7％と高いのですが、再発すると、ホルモン療法、抗がん剤治療が必要となり、その結果、生活の質（QOL; Quality of Life）の低下が起こります。したがって、再発をできるだけ早い段階で検知し、対処することが QOL を維持していくことにつながります。

その検知の最初のステップは、血中 PSA 値です。もう一つ重要なことは、経時的にみた PSA 値の上昇速度です。根治的全摘除術後では、経過観察中に 2 回の検査で連続して PSA 値が 0.2ng / mL 以上になった場合に、PSA 再発（生化学的再発）と判定されます。一方、根治的放射線療法後では、治療後の PSA 最低値から 2.0ng / mL 以上の上昇があった場合に、生化学的再発と判定されます。この判定基準は、世界共通基準です。この生化学的再発の段階では、臨床的には、がんの再発はとらえることができません。しかしながら、生化学的再発から臨床的再発へと移行することから、生化学的再発が確認されれば、多くの場合、2 次治療である救済治療へと進むことになります。

2 節　全摘手術

全摘手術法については、開腹手術、腹腔鏡手術、ミニマム創内視鏡下前立腺全摘除術、ロボット支援腹腔鏡下前立腺全摘除術があります。2012 年 4 月に、ロボット支援腹腔鏡下前立腺全摘除術が保険適応となりました。2020 年 10 月の段階で、我が国では手術支援ロボット「ダビンチ」が 237 台あります。現在は、ほとんどのところで、ロボット支援腹腔鏡下前立腺全摘除術が行われていますので、この術式についての成績を以下で検証します。

2019 年に我が国の医療機関である岩手医科大学から報告された 333 例のロボット支援腹腔鏡下前立腺全摘除術のアウトカム論文 (Kanehira M, et al. Int J Clin Oncol. 2019; 24 (9):1099 - 1104) を示します。治療の対象者は、図表 15 - 1 に示すとおりです。

この図にありますように、低リスク（Low）、中間リスク（Intermediate）、高リスク（High）の 3 群に分けられた患者を対象と

	All patients	D'Amico risk classification			P value
		Low	Intermediate	High	
Number of patients, n (%)	331 (100)	84 (25.4)	134 (40.5)	113 (34.1)	
Mean age, years (SD)	65.2 (5.7)	65.1 (5.5)	65.2 (6.0)	65.2 (5.4)	0.9902
BMI, kg/m^2 (SD)	24.0 (3.1)	23.6 (3.2)	23.7 (2.6)	24.5 (3.6)	0.0756
PSA, ng/mL (SD)	8.3 (5.5)	5.8 (1.6)	8.2 (3.8)	10.2 (8.0)	< 0.0001
Biopsy Gleason score, n (%)					< 0.0001
− 6	127 (38.4)	84 (100)	30 (22.4)	13 (11.5)	
7	126 (38.1)	–	104 (77.6)	22 (19.5)	
8–10	78 (23.5)	–	–	78 (69.0)	
Percent positive core, % (SD)	29.0 (18.0)	22.1 (15.1)	28.0 (16.0)	35.1 (21.8)	< 0.0001
Clinical stage, n (%)					< 0.0001
T1c	159 (48.0)	58 (69.0)	69 (51.5)	32 (28.3)	
T2a	79 (23.9)	26 (31.0)	35 (26.1)	18 (15.9)	
T2b	47 (14.2)	–	30 (22.4)	17 (15.0)	
T2c	36 (10.9)	–	–	36 (31.9)	
T3a–	10 (3.0)	–	–	10 (8.9)	
Neoadjuvant hormonal therapy, n (%)	28 (8.5)	7 (8.3)	7 (5.2)	14 (12.4)	0.1306
Prostatectomy Gleason score, n (%)					< 0.0001
− 6	116 (35.0)	52 (61.9)	50 (37.3)	14 (12.4)	
7	133 (40.2)	27 (32.1)	63 (47.0)	43 (38.0)	
8–10	82 (24.8)	5 (6.0)	21 (15.7)	56 (49.6)	
Pathological stage, n (%)					0.0011
− T2a	58 (17.5)	19 (22.6)	26 (19.4)	13 (11.5)	
T2b	8 (2.4)	0 (0)	4 (3.0)	4 (3.5)	
T2c	204 (61.6)	57 (67.9)	83 (61.9)	64 (56.6)	
T3a	43 (13.0)	5 (6.0)	19 (14.2)	19 (16.8)	
T3b	18 (5.5)	3 (3.5)	2 (1.5)	13 (11.6)	
Perineural invasion, n (%)	164 (49.6)	26 (31.0)	67 (50.0)	71 (62.8)	< 0.0001
Positive surgical margin, n (%)	110 (33.2)	18 (21.4)	46 (34.3)	46 (40.7)	0.0166
Positive lymph node invasion	3 (0.9)	–	–	3 (2.7)	

図表 15 - 1（Kanehira M, et al. Int J Clin Oncol. 2019;24 (9): 1099-1104）

した、ロボット支援腹腔鏡下前立腺全摘除術後の成績が報告され
ました。その治療成績を、図表15 - 2に示します。

　術後2年で生化学的非再発率は低リスク症例95.5％、中間リス
ク症例82.5％、高リスク症例65.0％となっています。この論文の
問題点は、手術後の平均観察期間がわずか15.7カ月であり、そ
の結果2年という短い期間での術後生化学的非再発率しか出せて

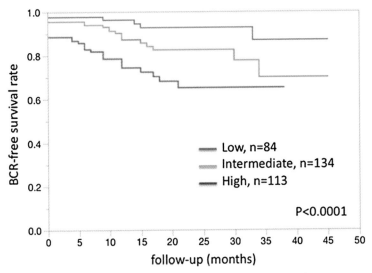

図表 15 - 2　ロボット支援腹腔鏡下前立腺全摘除術による低リスク（Low）、中間リスク（Intermediate）、高リスク（High）群患者の生化学的非再発率。縦軸：生化学的非再発率、横軸：術後の経過月数

いないことです。より長期に観察すると、上記の非再発生存曲線はもっと低下することが予想されます。またこのような短い期間であっても、PSA が 20 を越えるか、またはグリソングレード 5 が含まれる場合は、術後 2 年での非再発率が 36.5％しかなかったと記載されています。

　わが国でロボット支援腹腔鏡下前立腺全摘除術の傑出したハイボリュームセンターとされる東京医科大学の成績の論文化された成績も見てみましょう（Hathimoto T, et al. Int J Urol. 2015: 22: 188 - 193）。この論文によると 5 年の非再発率は低リスク 89.4％ , 中間リスク 65.6％、高リスク 30.3％となっています。岩手医科大学論文に対する筆者の予測（「より長期に観察すると上記の非再発生存曲線はもっ

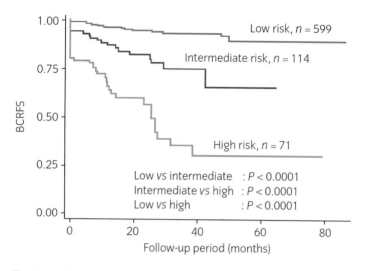

Fig. 2 Kaplan–Meier analysis of the BCRFS rate according to the postoperative risk stratification model.

図表 15 - 3（Hashiimoto T, et al. Int J Urol. 2015: 22: 188-193）

と低下する」との予測）が的外れとは言えないことがおわかりになると思います（図表 15 - 3）。

　東京医科大学の対象症例では、PSA が 10 未満の症例しか入っていないことを鑑みると、あとに述べる放射線治療や小線源治療が対象とする高リスクにくらべると、高リスクである厳しい症例を決して手術していないことがわかります。これを見ると筆者は、ロボット支援腹腔鏡下前立腺全摘除術は前立腺がんの根治治療として許容できるものといえるのだろうかという疑念すら持ってしまいます。一方、同じ高リスクといってもどこまでを対象にして治療しているかは、放射線治療や小線源治療でも施設やその実力によって随分異なっていることを頭の片隅において本書を読み進

めていただきたいと思います。

　さて、ロボット支援腹腔鏡下前立腺全摘除術についてもう少し掘り下げるために欧米のデータも見ていきましょう。

　2019年にドイツの医療機関が興味深い論文を発表しました（Haese A, et al. BJU Int. 2019 ;123（6）:1031 - 1040）。それは、ロボット支援腹腔鏡下前立腺全摘除術と、従来の全摘除術を治療成績で比較したものです。前述しましたが、従来の全摘除術は、ロボット支援腹腔鏡下前立腺全摘除術にくらべて、出血量が多くなる、手術創の治癒に時間がかかるなどの問題点があります。対象となった症例の背景を、図表15 - 4に示します。この論文では、対象となった症例の背景を極力そろえることにより術式間の比較を試みています。

　対象患者群はグリーソンスコアと病期から判断すると、大半が中間リスク症例です。ORP（従来の開腹全摘除術）とRARP（ロボット支援腹腔鏡下前立腺全摘除術）との成績の差異については、図表15 - 5に示しました。術後4年での生化学的非再発率がORPで90.8％、RARPで89.3％と記

Variable	ORP	RARP
Number of patients (%)	7007 (64.9)	3783 (35.1)
Year of surgery, n (%)		
2008–2010	2746 (39.2)	379 (10.0)
2011–2013	2628 (37.5)	1209 (32.0)
2014–2016	1633 (23.3)	2195 (58.0)
Age at surgery, years		
Mean (median)	64 (65)	63 (64)
IQR	59–69	58–68
Surgical experience*, n		
Mean (median)	1076 (1007)	474 (352)
IQR	616–1475	164–627
BMI, kg/m²		
Mean (median)	26.5 (26.1)	27.1 (26.5)
IQR	24.3–28.3	24.5–29.0
PSA level, ng/mL		
Mean (median)	9.1 (6.9)	9.2 (7.2)
IQR	5.0–10.1	5.2–10.2
RP Gleason Score, n (%)		
3 + 3	1032 (14.8)	436 (11.5)
3 + 4	4608 (65.9)	2540 (67.2)
4 + 3	1079 (15.4)	643 (17.0)
≥8	275 (3.9)	158 (4.2)
Missing	13	6
pT-stage, n (%)		
pT2	5076 (72.5)	2766 (73.2)
pT3a	1375 (19.6)	730 (19.3)
pT3b/pT4	547 (7.8)	285 (7.5)
Missing	9	2
pN-stage, n (%)		
pN0	5020 (71.8)	3023 (80.0)
pN1	345 (4.9)	178 (4.7)
pNx	1623 (23.2)	580 (15.3)
Missing	19	2

図表15 - 4　対象とした術式別の患者背景
ORP：従来の全摘除術、RARP：ロボット支援腹腔鏡下前立腺全摘除術。グリーソンスコア（青の縦棒）、病期（赤の縦棒）（Haese A, et al. BJU Int. 2019 ;123 (6):1031-1040.　一部改変）

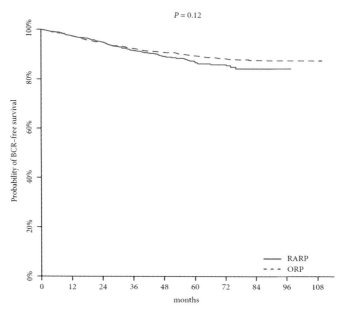

$P = 0.12$

図表15 - 5　ORP（従来の開腹全摘除術）と RARP（ロボット支援腹腔鏡下前立腺全摘除術）との成績の比較　縦軸：生化学的非再発率、横軸：術後の経過月数

載されています。

　この研究の非再発率を見ると、ORP の方が最新の RARP よりわずかに優れていると著者らは述べています。手術を選択しようとする患者としては、わずかな差とはいえ、術後の回復遅延と非再発率を天秤にかける必要があるように、この論文の結果から思われます。

　最新の RARP における非再発率をよりくわしく解析した研究が論文（Thompson JE, et al. Eur Urol. 2018;73（5）:664 - 671）として、公表されています。図表15 - 6 にその結果を示します。この図は、生化学的再発という観点から、ORP と RARP を比較したものです。

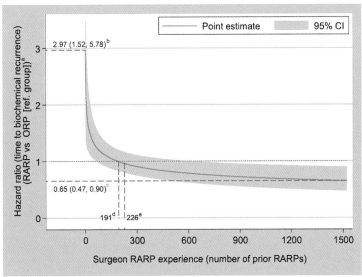

p = 0.2 for interaction between learning curve and pathologic stage (pT2 vs pT3/pT4)

図表 15 - 6

　生化学的再発の追跡期間の中央値は 3.5 年です。この解析では、
RARP（ロボット支援腹腔鏡下前立腺全摘除術）での治療経験の浅い医
師が、RARP を行った場合、生化学的再発のリスクは、ORP（開腹
全摘除術）よりも 3 倍高いことが示されました（ハザード比 [HR] 2.97,
95% CI 1.58 - 5.98）。その後、191 例目で、生化学的再発のリスクは
二つの手技で同じになりました。RARP を限りなく繰り返すこと
で、RARP での再発のリスクは ORP の 35％になると記載されてい
ます。また、病期による差異は、明らかではありませんでした。
　重要なことは、RARP 執刀医は、191 症例以上を執刀医として
経験することが求められる点です。ロボット支援があっても、そ
れを扱うのは、執刀医個人ですから、その執刀医の経験と技量も
求められます。日本で 200 例相当の RARP 執刀症例数をこなし

ている泌尿器科医師はどれくらいいるのでしょうか？ 野球では、打率、盗塁成功率などで評価され、その採用、俸給が決まりますが、医師の経験、執刀数などについては、公にアクセス可能なデータベースは存在しません。患者は、「ゲーム」でなく、「命」を賭けるわけですから、必死にそうした情報を探し、一流の患者になる必要があると思われます。

　ここからは筆者の推論ですが、「Haese A, et al. BJU Int. 2019;123（6）:1031 - 1040.」論文に記載された、「ORP が、最新のRARP より優れていること」（図表15 - 5）は、RARP 執刀経験数の少ない執刀医の結果とも考えられます。いずれにしても、我々患者は、担当医の経験症例と非再発率などの実績を知る必要があります。

　上で紹介した、我が国の RARP の治療成績では、中間リスクでの再発率は約３割、高リスクでは約４割です。また、ドイツからの報告では、中間リスクでの再発率は２割弱です。この違いは、対象患者群が異なること、治療施設が異なることから、差異について検証することはできないと思われます。しかしながら、中間リスクでは、RARP 治療の再発率は、経験豊富な施設で治療を受けることを仮定しても大雑把には、２〜３割と考えられます。

3節　放射線治療

　放射線治療には、外部から放射線を照射して治療する外照射治療と、がん組織の内部から放射線を照射して治療する小線源治療があります。これらの治療法の詳細は、前述していますので、ここでは治療成績について記載します。

　中間リスク、高リスクの場合に外照射治療をもちいる際には、

ADT（男性ホルモン遮断療法）を併用して行う施設が多いことが知られています。男性ホルモン遮断療法を受けると、男性ホルモン（テストステロン）が体内で合成されなくなり、前立腺がんは増殖を停止し、PSAが場合によっては、測定限界外まで低下します。男性ホルモン遮断療法を止めると、男性ホルモンは徐々に合成が開始され、正常値に近づいていきますが、すぐに正常値になるわけではありません。正常値にもどる過程を調べた論文が2019年に発表されました（Spiegel DY, et al. Int J Radiat Oncol Biol Phys. 2019;103（4）:834 - 842.）。この論文でのADTの期間は、中間リスクの場合は、STADT（短期ADT）で中央値は6カ月でした。また高リスクの場合は、LADT（長期ADT）で中央値は24.5カ月でした。ADT終了後、正常値（術前の値）への回復を経時的に捉えたデータを図表15 - 7に示しました。

　図からわかりますように、32カ月経っても術前の7〜8割程

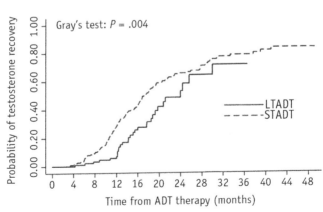

図表15 - 7

度にしか回復していません。一般に外部照射単独で中間リスク症例の治療を行う場合、術前3〜6カ月程度のADTを行うことが多いとされます。その場合、術後、2年8カ月は、本来のPSAは見えていないことになります。この論文では高リスクの場合、術後も18.5カ月ADTが継続されますので、その終了後から32カ月、つまり術後50.5月になったころ、術前の7〜8割程度に回復することになります。したがって、術後5年（60カ月）の生化学的非再発率の評価については、ADTの関与も考慮に入れる必要があります。

　大雑把ですが、放射線治療に付随して長期のADTを受けた患者さんのPSA値を評価する場合、術後8年の時点のPSA値が、ADTを受けなかった患者さんの5年後のPSA値と対応するのではないかと考えられます。もっともADTが長期になればなるほど、対象が高齢者であればあるほど男性ホルモンは非常に長期にわたって回復してこない可能性があり、長期ホルモン療法を併用した場合の治療成績には、そのようなケースを非再発としてしまう危険性が内在すると考えるべきです。単に非再発率が高くても、その解釈には慎重であるべきだし、慌てて飛びつくのは危険であると思います。

IMRT / VMAT

　2000年頃より国内に臨床導入されました。そして、2008年から脳腫瘍、頭頸部がん、前立腺がんに保険適用され、2010年には「限局性の固形腫瘍」に保険適用されています。このIMRT / VMAT治療受けた患者の10年以上に及ぶ追跡調査の結果が2019年に、米国から発表されました（Abu - Gheida I, et al. Int J Radiat Oncol Biol Phys. 2019;104（2）:325 - 333）。この調査では、1998〜2012年

Table 1　Patient and treatment characteristics

Characteristics		No.	Percentage
Race	Asian	2	0.2
	Black	229	26.8
	Hispanic	3	0.4
	Other	4	0.5
	White	616	72.1
Clinical T stage	T1-T2a	711	83.3
	T2b-T2c	90	10.5
	T3a-T3b	53	6.2
PSA	<4	53	6.2
	4-10	450	52.7
	>10-20	213	24.9
	>20	138	16.2
Biopsy Gleason score	6	407	47.7
	7	325	38.1
	8-10	122	14.3
Risk group	Low	266	31.1
	Favorable intermediate	238	27.9
	Unfavorable intermediate	106	12.4
	High	244	28.6

図表15 - 8

　に治療を受けた854人を対象としています。対象者の内訳は、図表15 - 8のようになっています。照射線量は2.5Gy ／回、28回（計70Gy: BED 157.5Gy）でした。

　治療成績については、図表15 - 9に示しました。

　一般に、病期T2b - c、PSA10 - 20、グリーソンスコア7の3つの因子のうち一つが該当すると中間リスクと診断されます。中

Risk Group		High	Unfavorable Intermediate	Favorable Intermediate	Low
5-year	# at Risk	104	57	149	189
	➡ bFRS (%)	63	82	86	96
	95% CI	57-70	74-90	82-91	93-98
10-year	# at Risk	42	25	88	116
	➡ bFRS (%)	42	71	78	88
	95% CI	35-50	61-82	72-84	83-93
15-year	# at Risk	15	7	28	47
	➡ bFRS (%)	35	46	70	75
	95% CI	27-44	27-66	61-78	67-83

➡ 生化学的非再発率

図表 15 - 9

間リスクのうち一つのリスク因子が該当した場合、Favorable Intermediate Risk（FIR）と分類し、リスク因子が二つ以上該当した場合は、Unfavorable Intermediate Risk（UIR）として分類することが、古くから提唱されています（D'Amico AV, et al. JAMA 1998: 280; 969 - 974）。その理由は外部照射(81Gy)や前立腺全摘手術を行った場合、非再発率が UIR は FIR より優位に劣ることが報告されているからです。

　米国のジョンズ・ホプキンス大学からの報告（Reese AC, et al. Urology. 2012; 80: 1075 - 1079）によれば、中間リスク症例 4164 例に対する前立腺全摘後の 5 年での非再発率は中間リスク 1 因子(FIR)の場合 83％であったのに対し、中間リスク 2 因子（UIR）の場合 64.3％、中間リスク 3 因子（UIR）の場合 45.9％と著しい差があったとしています。

　同様に米国のメモリアルスローンキャタリング病院からの高線量 IMRT（81Gy）の報告（Zumsteg ZS, et al. Eur Urol 2013; 64: 895 - 902）でも、FIR と UIR との間に非再発率の差を認め、8 年の非再発率

は FIR86.1％に対し UIR では 71.1％であったとしています。

　さて Abu - Gheidal らの論文の結果に戻ります。中間リスクを見ますと、術後 5 年の生化学的非再発率は、UIR で 82％、FIR で 86％となっています。高リスクでは、術後 5 年の生化学的非再発率は、63％となっています。この報告では前述の報告にくらべて FIR、UIR 間の差は小さくなっているようです。BED 自体はそれほど高くないので、筆者はこのような結果がもたらされた理由がよくわかりません。次に述べるホルモン療法に起因するものではなさそうです。対象となった FIR 患者群の約半数および UIR 患者群の約 3/4 は、1 ～ 6 カ月の ADT を受けたと記載されています。1 ～ 6 カ月の ADT であれば、術後 5 年では、男性ホルモンもおおむね回復していると考えられ、この時点での PSA 値は ADT の抑制下にはないと考えられます。

　一方で、愛知県がんセンターの報告（Tomita N, et al. J Cancer Res Clin Oncol. 2016;142（7）：1609 - 1619）では、術前ホルモン療法（ADT）10 カ月（中央値）、術後 ADT19 カ月（中央値）を行ったと記載されていました。リスク別にみると総ホルモン治療期間が中間リスクで 29 カ月、高リスクで 30 カ月となっています。そうすると、男性ホルモンが術前値の 7 ～ 8 割程度に回復するまで ADT 終了後、32 カ月かかるわけですから、術後 50 カ月（20 + 30）経っても、男性ホルモンが術前値の 7 ～ 8 割程度であると考えられます。

　北里大学の津村医師らの報告によればこのような長期ホルモンを併用した場合、治療後 5 年の段階では過半数の症例がテストステロンの回復を認めず、少なくとも 2 割の患者が依然として去勢レベルのテストステロンであったと報告しています（Tsumura H, et al. World J Radiol. 2015; 28（7）：494 - 500）。つまり、術後 5 年（60 カ月）での PSA 値は ADT の影響で、低く抑えられている症例がか

なり含まれていると懸念されます。本報告では、術後5年の生化学的非再発率について、低リスク、中間リスク、高リスク、超高リスクについて各々100、98.2％、97.7％、そして87.9％と記載されています。中間リスクの非再発率98.2％、高リスクの再発率は97.7％という数字だけを見ると素晴らしい治療成績ですが、実は、対象患者のかなりの症例が5年の時点でADTの抑制下にあるため、5年の時点のPSA値はホルモン療法の効果持続により低く抑えられていると筆者は判断しています。

このように、論文掲載されていてもその質は玉石混淆ですから、我々患者は、情報の収集や非再発率の数値だけでなく、その報告を注意深く解釈する必要があると言えます。

2010年には、IMRT / VMAT、SBRTは、リアルタイムにターゲット組織の位置情報を得、これを基に放射線を照射できる機器が利用可能になっています。しかし、これらの最新機器がどの程度病院に浸透しているかはわかりません。我々患者は、機器を確認する必要があるかもしれません。さらにこういった動体追尾型の最新治療装置による治療が果たして非再発率の改善を生みだすかどうかは論文が公表されるまではなんともいえないと考えておくべきでしょう。

SBRT

SBRTが我が国において、前立腺がん治療で保険適用になったのは2016年です。そのあと、わが国での長期の治療経過観察の報告はありません。ここで紹介する論文は、2018年に米国の多施設共同研究の結果です（Meier RM, et al. Int J Radiat Oncol Biol Phys. 2018 ;102（2）:296 - 303.）。Cyber Knifeを使用して、照射線量としては8Gy ／回5回（計40Gy: BED 200Gy）、通常のIMRT / VMAT

Table 1 Patient and tumor characteristics

Characteristic	Entire group (N = 309)	Low risk (n = 172)	Intermediate risk (n = 137)
Age, y			
Median	68	68	69
Range	41-89	41-89	48-88
Race or ethnicity, n (%)			
Asian	6 (2)	2 (1)	4 (3)
African American	18 (6)	8 (5)	10 (7)
Hispanic or Latino	5 (2)	2 (1)	3 (2)
White	279 (90)	159 (92)	120 (88)
Zubrod performance status, n (%)			
0	292 (94)	159 (92)	133 (97)
1	10 (3)	7 (4)	3 (2)
Prostate volume, cm^3			
Mean	43	43	42
Range	12-105	12-105	13-94
Clinical stage, n (%)			
T1b	3 (1)	1 (0.6)	2 (1)
T1c	244 (79)	140 (81)	104 (76)
T2a	53 (17)	31 (18)	22 (16)
T2b	9 (3)	0 (0)	9 (7)
Initial PSA level, ng/mL			
Mean	5.5	4.9	6.4
Range	0.04-17.90	0.04-9.7	0.5-17.9
Gleason score, n (%)			
≤6	202 (65)	172 (100)	30 (22)
3 + 4	79 (26)	0 (0)	79 (58)
4 + 3	28 (9)	0 (0)	28 (20)
MSK intermediate-risk group, n (%)			
Favorable			83 (61)
Unfavorable			54 (39)

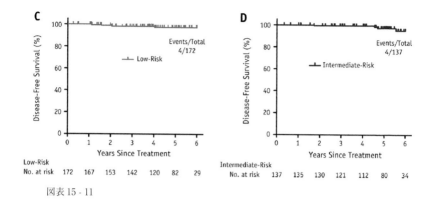

図表 15 - 11

の照射では、2Gy ／回、50 回、計 100Gy に相当します。この線量は、SBRT でしか達成できない線量です。治療対象とした患者群は、図表 15 - 10 に示しました。ADT は受けていないことから、ホルモン治療による PSA 値の抑制はありません。

　治療成績は、図表 15 - 11 に示しました。

　図の縦軸の Disease - Free Survival は生化学的非再発率のことです。論文には低リスク患者の術後 5 年の非再発率は、97.3％（C）と記載されています。この値は通常の IMRT での非再発率 93％にくらべて高いと記載されています。中間リスク患者の非再発率は、97.1％（D）と記載されています。この値は通常の IMRT での非再発率 84 ～ 90％にくらべて高いと記載されています。この患者群は、ADT は受けていませんので、PSA 値は抑制されていないことから、この数値が治療成績を反映していると考えられます。

陽子線治療

　2021 年に我が国の医療機関から公表されました陽子線治療の成績を図表 15 - 12 に載せました（Takagi M, et al. Int J Radiat Oncol

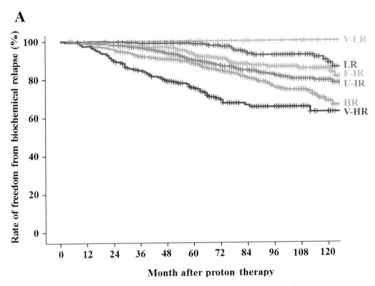

図表 15 - 12　縦軸：生化学的非再発率、横軸：陽子線治療後の経過月数
V-LR: 超低リスク、LR: 低リスク、F-IR: 中間リスク（中間リスク因子 1 個）、U-IR 中間
リスク（中間リスク因子複数個）、HR: 高リスク、V-HR: 超高リスク（精嚢への浸潤、膀胱、
または直腸への浸潤）

Biol Phys. 2021;109（4）:964 - 974)。この陽子線治療では、ADT 期間
は中央値 7 カ月となっています。したがって、術後 5 年での評価
では、PSA 値は、抑制下から回復していると考えられます。
　具体的な数値は、図表 15 - 13 に示しています。他の治療法に
よる成績と比較するために、中間リスクを見てみますと、術後 5
年の非再発率は 90 〜 93%、術後 10 年の非再発率は 79 〜 86% と
なっています。高リスク、超高リスクの結果については、高リス
ク症例では PSA 30 以下に限られ、超高リスク症例では PSA 50
以下に限られていることを踏まえると、結果についてはあえて
PSA が高い症例を組み込んでいないというセレクションバイア

| | Month | | | | | | | | | |
---	12	24	36	48	60	72	84	96	108	120
V-LR	100 (52)	100 (52)	100 (51)	100 (50)	100 (44)	100 (38)	100 (30)	100 (22)	100 (16)	100 (5)
LR	100 (282)	100 (328)	99 (270)	99 (253)	99 (232)	97 (191)	93 (157)	93 (126)	93 (96)	88 (55)
F-IR	99 (336)	98 (328)	97 (312)	97 (289)	93 (237)	91 (194)	88 (145)	87 (110)	96 (82)	86 (45)
U-IR	100 (548)	98 (537)	97 (503)	94 (449)	90 (380)	87 (298)	85 (235)	82 (175)	80 (125)	79 (83)
HR	99 (550)	96 (531)	92 (487)	91 (443)	88 (372)	85 (296)	81 (224)	75 (155)	74 (112)	68 (43)
V-HR	97 (226)	90 (208)	85 (182)	79 (157)	76 (119)	69 (83)	66 (66)	65 (51)	65 (29)	63 (16)

図表 15 - 13　陽子線治療の成績

スも考慮に入れなければならないと思います。

　高リスク症例では、このように患者背景が論文によって大きく異なっていることがよくありますので、注意すべき点として頭に入れておくべきであると考えます。まとめの表をご覧いただければわかるように、陽子線であっても、最新放射線治療機器であっても、結局、放射線治療の成績は生物学的効果線量（BED）の高さに依存しているというべきです。

重粒子 (炭素原子核) 線治療

　重粒子線の治療成績については、2020 年に我が国の医療機関から公表されたものとして群馬大学重粒子センターの論文を紹介します（Kawamura H, et al. BMC Cancer 2020; 20（1）:75）。

　この論文では治療前 ADT の期間が 5 〜 8 カ月となっています。また、術後の ADT 期間は、高リスク患者に対しては、24 カ月と記載されていました。それゆえ、前述した ADT からのテストステロンの回復の論文を基にしますと、著者は低リスク／中間リスク群では、PSA 値は少なくとも術後 40 カ月まで ADT による抑制下にあると考えられます。また、高リスク群では、少なくとも術後 56 カ月まで ADT による抑制下にあると考えています。

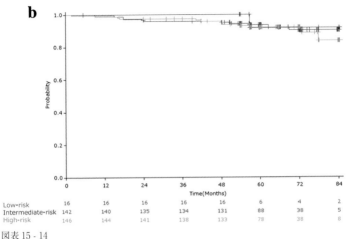

図表 15 - 14

　術後5年の時点での、生化学的非再発率は、低リスクで91.7%、中間リスクで93.4%、高リスク92.0%であったと記載されています（図表15 - 14）。この数値から判断するとリスク間の差異はないことになります。しかしながら、前述したように、この治療群で、高リスク患者群には、術後24カ月にわたってADTが施され、術後5年ではまだホルモン療法によるPSA抑制下から抜け出てないと考えられます。術後10年の成績を見る必要があります。

　またこの報告において高リスク症例は146例となっていますがPSAが20を越える症例は33例ですので、高リスクの22%にとどまることがわかりました。

内部照射治療

　内部照射は、密封小線源を病巣内部に挿入して、体の内から放射線を照射する治療法です。内部照射は使用する小線源の強さ（単位時間あたりの線量）によって高線量率小線源治療（HDR - BT）と

低線量率小線源治療（LDR - BT）があることは9章2項で詳述しました。治療では、HDR - BT と LDR - BT が比較されることも多く、また、中間リスク以上では、内部照射治療に加えて、短期ADT、外部エックス線照射も併用する「トリモダリティー治療」も行われています。そこで、この項では、治療成績の観点から、内部照射治療を横断的に見ていきます。また、国内の成績が論文として公表されている場合は、なるべく記載するようにしました。

〈HDR - BT 報告例1〉

HDR - BT 単独治療成績としての報告（Tharmalingam H,et al. Radiother Oncol. 2020;143:95 - 100.）を紹介します。英国のマウントベルノンがんセンターからの報告で、この施設の HDR - BT 単独治療のうちわけは、一回のみの照射 19Gy（BED 199.5Gy α/β=2）でした。

この施設のプロトコールではホルモン療法は中間リスクに対して6カ月、高リスク症例については 24 から 36 カ月となっていますから、高リスク症例ではホルモン治療の影響が長く残っている可能性が高いと思います。

生化学的非再発率は、図表15 - 15 に示しましたが、術後3年では低リスク群で 100%、中間リスク群で 81 〜 89%、高リスク群で 75% でした。図からわかりますように、時間の経過と共にさらに低下傾向にあります。

〈HDR - BT 報告例2（HDR - BT 単独、LDR - BT 単独、
　あるいは LDR - BT と外照射併用治療の比較検討）〉

国内での治療報告として、HDR - BT 単独、LDR - BT 単独、あるいは、LDR - BT と外照射併用治療を比較した論文があります（Yamazaki H, et al. Radiother Oncol. 2019 ;132:162 - 170.）。

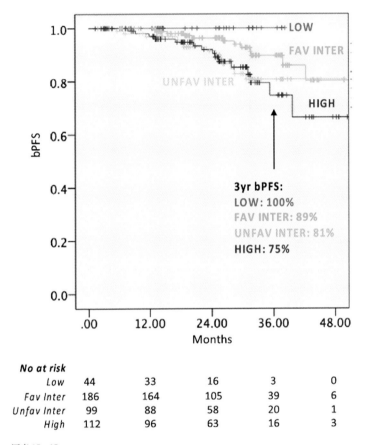

図表 15 - 15

　この報告は京都府立医科大学と大阪大学、国立病院機構大阪医療センターの共同研究です。研究の目的は HDR - BT と LDR - BT による非再発率の差があるか否かを調査するということのようです。しかし、多施設での研究であり HDR - BT 群と LDR - BT 群で患者背景が異なることから、導き出された結果から結論

Table 1
Characteristics and treatment factors of patients.

Variables	Strata	HDR n=352 No. or Median (range)	(%)		LDR n=486 No. or Median (range)	(%)	p-value
Age		71 (47–86)			69 (45–83)		**0.0029**
T category	1	94	(27%)		234	(48%)	**<0.0001**
	2	155	(44%)		240	(49%)	
	3	94	(27%)		12	(2%)	
	4	9	(3%)		0	(0%)	
iPSA	ng/ml	11.82 (1.97–378)			7.0 (1.4–46)		**<0.0001**
Gleason's score	-6	117	(33%)		278	(57%)	**<0.0001**
	7	146	(41%)		185	(38%)	
	8-	89	(25%)		23	(5%)	
NCCN risk classification	Low	28	(8%)		194	(40%)	**<0.0001**
	Intermediate	145	(41%)		250	(51%)	
	High	179	(51%)		42	(9%)	
Prescribed dose	45.5 Gy/7 fx	86	(24%)	110 Gy plus EBRT	68	(14%)	NA
	49 Gy/7 fr	148	(42%)	145 Gy	418	(86%)	
	54 Gy/9 fx	111	(32%)				
	others	6	(2%)				
Hormonal therapy	Yes	274	(78%)		155	(32%)	**<0.0001**
Neoadjuvant	months	7 (1–55)			6 (1–13)		
Adjuvant	months	24 (1–162)			2 (1–9)		
	No	78	(22%)		331	(68%)	
Follow-up	Months	84 (19–216)			90 (12–151)		0.114

Bold values indicate statistically significance. NA; not available.
HDR-BT = high-dose-rate brachytherapy, LDR-BT = low-dose-rate brachytherapy, EBRT = external beam radiotherapy (40 Gy/20 fractions).

図表 15 - 16

を出すのは難しいと判断させられる論文です。実際の論文を詳しく検証していきます。

　その対象患者群の全体像を図表15 - 16 に載せました。この論文の方法論のところを読むと、HDR - BT については吉岡医師を中心とする大阪大学のグループが行い、LDR - BT は京都府立医科大学が行った症例を後方視的に解析したもののようです。

　患者群を低リスク、中リスク、高リスクに分け、放射線治療を施し、調査をしています。LDR - BT 治療の場合、低リスク、中間リスク群患者については、LDR - BT 単独治療を実施しています。

　高リスクの分類ですが LDR - BT 群では T3b、T4、PSA ＞ 50 の症例は除外するとなっていますが、HDR - BT 群ではそのような制限はもうけられていません。その結果、LDR - BT 群の高リスクにおける PSA 最高値は 46 ですが、HDR - BT 群では最高値が 378 とまったく異なっています。比較研究をする場合、患者背景をそろえることが基本であるはずですが、この研究では高リスク群については患者背景が違いすぎると判断されます。ここに、

比較研究としてみた場合の大きな欠陥が浮かび上がってきます。

　LDR‐BT群では高リスク患者群42人のうち、5人については、LDR‐BT単独治療を実施し、残り37人については、LDR‐BTをもちいたトリモダリティー治療を実施したと記載されています。

　HDR‐BTでの処方放射線量は、3種類でした。

　①6.5Gy／回、7回（45.5Gy BED 193.4Gy）

　②7Gy／回、7回（49Gy BED 220.5Gy）

　③6Gy／回、9回（54Gy BED 216Gy）

　一方LDR‐BTでの処方放射線量は、LDR‐BT単独の場合は145Gy（BED 152.4Gy）、LDR‐BTをもちいたトリモダリティー治療では「LDR‐BT 110Gy 外部照射2Gy／回、20回、計40Gy; BED 194.2Gy」と記載されていました。手技を比較するために、BED（Biological Effective dose: 生物学的効果線量）を筆者が計算して記載しました。LDR‐BTの110GyはD90の値としてBEDを計算しています。

　治療成績については、図表15‐17に記載しました。

　この図を見ると、HDR‐BTが、低リスク、中間リスクでLDR‐BT単独もしくはLDR‐BTと外部照射の併用よりも非再発率がよくて、高リスクでは逆になっているように見えます。しかし、P値が0.05以上であることから、これらの差異は有意であると

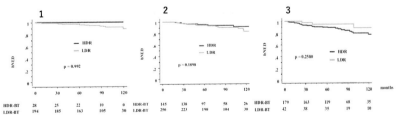

図表15‐17　1は低リスク、2は、中間リスク、3は高リスクの結果

はいえないことになります。

　また、高リスク群の比較は前述したとおり患者背景がまった
く異なるので、比較検討そのものに大きな無理があるといえま
す。さらに HDR - BT 群ではホルモン療法の期間が術前平均 7 カ
月、術後平均 24 カ月であるのに対して、LDR - BT 群では術前
平均 6 カ月、術後平均 2 カ月となっており、HDR - BT 群では術
後 5 年では PSA がホルモン療法による抑制下にあると考えられ
ます。具体的数値としては、術後 5 年の生化学的非再発率は、低
リスク群で HDR - BT では 100%、LDR - BT で 97.3%；中間リス
ク群で HDR - BT では 95.6%、LDR - BT で 94.3%、高リスク群で
HDR - BT では 89.6%、LDR - BT で 94.9% と記載されています。

　この論文の結論としては、HDR - BT と LDR - BT で治療成績
に差がなかったとしています。しかし、ホルモン療法の期間や患
者背景が大きく異なるものを比較するという点で、科学論文とし
ては問題があるのではないでしょうか。

　この、とりあげた論文のタイトルは「High - dose - rate brachytherapy
monotherapy versus low - dose - rate brachytherapy with or without
external beam radiotherapy for clinically localized prostate cancer」です。
筆頭著者である京都府立医科大学の山崎医師は、極めて類似した
タイトルの論文を別の雑誌に公表しています（Yamazaki H, et al. Sci
Repots.2021; 11:6165）。丁寧に読むと今回は HDR - BT と外部照射の
併用群と LDR - BT または LDR - BT と外部照射の併用群の比較
を行ったとあります。今回のデータでも京都府立医科大学では
HDR - BT を試行していないので他施設のオープンデータを HDR
- BT の成績としてもちいたと記載されています。このような自
施設以外のデータをオンライン上で取りこむという研究手法で、
正確な比較研究ができるのか疑問の残るところではあります。

　ただし、この研究では高リスク症例について、HDR - BT と LDR -
BT のいずれにおいても T3b、T4、PSA50 より大きい方での症例は
除外ということで、背景はそろえています。しかしながら高リスク
症例の数が HDR - BT と外部照射の併用群 644 例に対して LDR - BT
群はわずか 41 例です。さらに言及すると、この論文で高リスクの
うち T3a 症例は HDR - BT で 317 例（高リスクに占める割合 49％）で
あるのに対し、LDR - BT では 14 例（高リスクに占める割合 34％）でした。
　また、この論文でも、ホルモン療法の長さにおいて HDR - BT
群ではホルモン療法の期間が術前平均 10 カ月、術後平均 36 カ月
であるのに対して、LDR - BT 群では術前平均 6 カ月、術後平均
3 カ月と大きく異なっています。本質的に PSA が 50 を越えるよ
うな症例や T3b や T4 症例は京都府立医科大学では IMRT（74Gy）
で治療するという方針であることが別の論文を読むとわかりま
した（Tsubokura T, et al. Sci Rep:2018;8（1）:10538）。あとに示します
ように、この方針は LDR - BT を行っている施設の大半に共通す
る方針のようですので、T3b、T4、PSA50 より大きい方で LDR -
BT を所望されるかたは、それができる医師や施設を探す必要が
あります。

　〈LDR - BT よる治療例 1 - A〉
　我が国において LDR - BT を最初に開始し、もっとも多くの
症例を治療しているハイボリュームセンターの筆頭が東京医療
センターです。東京医療センターは 2015 年にトリモダリティー
治療を含む LDR - BT の成績を公表しています（Yorozu A, et al.
Brachytherapy. 2015;14（2）:111 - 7）。これによると 7 年の非再発率は
低リスク 98％、中間リスク 93％、高リスク 81％となっています
（図表 15 - 18）。東京医療センターでも高リスク症例において PSA

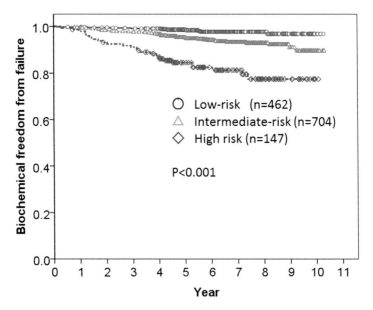

Fig. 1. Biochemical freedom from failure for low-, intermediate-, and high-risk prostate cancer patients with brachytherapy ($p < 0.001$).

図表 15 - 18

が50を越える症例は除外となっています。D90が小線源単独で184.7Gy、外部照射併用で121.5Gyですので、生物学的効果線量（BED）は小線源単独で195.9Gy併用で206.5Gyになります。この論文では高リスク症例の内訳や詳細が不明ですので、次に東京医療センターと国立病院機構埼玉医療センターの共同研究の論文を紹介します。

　〈LDR - BTによる治療例1 - B〉
　これは、高リスク前立腺がんに対してLDR - BTをもちいたト

リモダリティー治療の成績について東京医療センターと国立病院機構埼玉医療センターの共同研究で公表した論文で、著者は両施設に所属する大橋俊夫医師です（Ohashi T. Radiation Oncology. 2014;9(13)：1 - 8)。

　206 例の高リスクがん患者が対象となっています。しかし、PSA50 以上、T 分類として T3b、T4 は解析の対象としていません。この報告の特徴として、ホルモン療法は原則術前のみで平均 4 カ月であること。つまり術後ホルモン療法は行われていません。さらに治療例 2 - B と異なり高リスクといっても、高リスク因子が一つのみの症例が全体の 90.3％とほとんどを占めていることです。大半の症例が T2 以下で T3a は 8.6％のみです。

　PSA の平均値は 11.95 で治療に関するパラメータである BED は平均 213.5Gy でした。5 年での非再発率は 84.8％でした。高リスク因子が 1 因子の場合非再発率は 86.1％でしたが、2 因子以上になると 73.6％に低下したと報告しています。

　〈LDR - BT による治療例 2 - A〉
　この治療例は、かつて LDR - BT に関して西日本のハイボリュームセンターであった滋賀医科大学の岡本圭生医師（現・石田記念大阪前立腺クリニック）が中間リスク症例を対象とした治療成績を公表した論文です（Okamoto et al. J Contemp Brachytherapy. 2020 feb;12(1):-11)。図表 15 - 19 には治療対象となった中間リスクの患者群の内訳を載せました。

　岡本医師らは中間リスクに対して治療開始初期（2005 年から2011 年くらいまで）は外部照射併用での小線源治療を行っていましたが、9 章 2 項の「低線量率小線源治療」で述べたように LDR - BT の完成形ともいえる手技である Ten - step 法（Okamoto K. J

Appl Clin Med Phys. 2021; 22 (6) : 172 - 182) を樹立し、以降はすべて
の中間リスク（FIR、UIR のいずれにおいて）も BED = 200Gy のホ
ルモン療法を使わない LDR - BT 単独療法で治療するようになっ
たと記載されています。

　この論文での生物学的効果線量は LDR - BT 単独治療では

Variable	n = 397 (%)
Age (years), median (range)	66.2 (44-80)
PSA at diagnosis (ng/ml)	
< 10	248 (62.5%)
10-20	149 (37.5%)
Median (range)	9.26 (3-19.08)
Gleason score	
6	45 (11.3)
7	352 (88.7)
3 + 4	207 (52.1)
4 + 3	145 (36.5)
Tumor stage	
T1c	141 (35.5)
T2a	59 (14.9)
T2b	112 (28.2)
T2c	85 (21.4)
Use of ADT	
Yes	186 (46.9)

図表 15 - 19

BED203.6Gy、また、LDR - BT と外部照射の併用を行った症例で
は、BED220.7Gy と記載されています。

　治療成績は図表 15 - 20 に示しました。以上の中間リスク患者
群の跡調査の結果、術後 7 年の生化学的非再発率は、99.1％であ
ると記載されています。この治療成績は、筆者が調べ得た範囲で
は過去に公表された論文の中で、群を抜いて高い生化学的非再
発率と言えます。中間リスクについては、大きな前立腺でも UIR
でもホルモン治療も外部照射も必要でないのですから、治療にか
かる費用という点からも、中間リスク前立腺がん患者にとっては

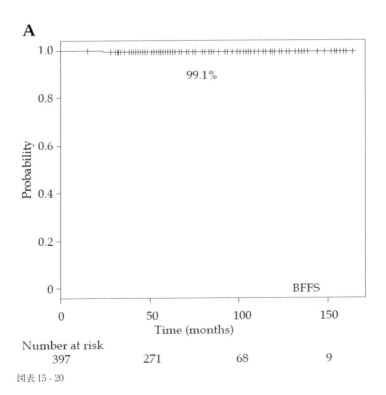

図表 15 - 20

大きなメリットといえるのではないでしょうか。つまり患者にとっては、この治療法が治療成績の上では、現段階では最善といえます。しかし、高い放射線量による正常組織への影響は、治療後の生活の質（QOL）の低下も懸念されますので、他の施術法と合わせて後章で検証することにします。

〈LDR - BT による治療例 2 - B〉

　この治療例は治療例 2 - A と同一の著者である岡本医師による高リスク、所属リンパ節転移を含む超高リスク症例を対象にした論文です（Okamoto K, et al. J Contemp Brachytherapy. 2017 ;9（1）:1 - 6.）。対象者の内訳は、図表 15 - 21 に載せました。

　この表からわかりますように、治療の対象となった症例の病期は T3、グリーソンスコア 8 以上が中心で、PSA 値の平均は 20 でした。高リスク因子を二つ以上ある、「骨盤内リンパ節転移を含む超高リスク」患者は全体の 58% を占めていました。この患者群に対して、LDR - BT と外部照射を組み合わせたトリモダリティーでの治療が行われました。LDR - BT は D90 で 135 - 145Gy（BED141 - 152Gy）、そして、外部照射は 3 次元原体照射で 1.8Gy ／回、25 回（計 45Gy、BED 85.5Gy）。LDT - BT と外照射合わせて、BED 226.5 - 237Gy となっていました。

　治療成績は図表 15 - 22 に示しました。高リスク患者群の追跡跡調査の結果、術後 5 年での生化学的非再発率は 95.2% で、それ以降も非再発率の低下は見られていません。先の東京医療センターと国立病院機構埼玉医療センターの共同研究論文と異なり、高リスク因子の数は再発とは無関係であったと結論付けています。

　この研究では術前 6 カ月、小線源治療終了後も 6 カ月のホルモン療法が行われていますが、先に示した愛知県がんセンターのト

Variable	n = 143 (%)
Age, years	
Median (range)	66.9 (55-82)
PSA at diagnosis, ng/ml	
< 10	41 (29%)
10-20	43 (30%)
> 20	59 (41%)
Median (range)	20.76 (4-130)
Gleason score	
6	6 (4%)
7	41 (29%)
8	68 (48%)
9	25 (17%)
10	3 (2%)
Tumor stage	
T1c	13 (9%)
T2a	4 (3%)
T2b	24 (17%)
T2c	11 (8%)
T3a	70 (48%)
T3b	20 (14%)
T4	1 (1%)
Metastasis	
No metastasis	138 (97%)
Regional lymph node metastasis	5 (3%)

Table 2. Number of high-risk factors

1	60 (42%)
2	61 (43%)
3	22 (15%)

図表 15 - 21　治療対象患者：高リスク患者

A

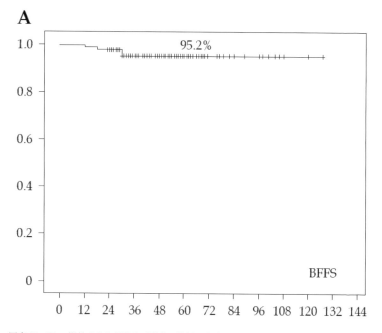

図表 15 - 22　縦軸は生化学的非再発率、横軸は術後の経過月数

モセラピー論文の解析とは異なり、外部照射終了を観察期間の始点としています。また、術後のホルモン治療持続期間は3カ月程度にとどまっています。

　外部照射終了後の平均観察期間が52カ月ですので本論文ではテストステロンの回復が得られている症例が大半であると推測されます。本論文の中ではT3bN1症例での完治例が紹介されていますが、治療終了後20カ月くらいでPSAが上昇し、その後低下を続けています。この症例ではADTの効果が20カ月前後で消失し、これにより男性ホルモンの上昇とこれによるPSAの回復がみられたものと思います。その後PSAが低下を続けているこ

とからこのT3bN1症例の完治はホルモン療法による見せかけの完治ではないと考えられます。一方、全症例のうち高齢の症例の場合は、観察期間において男性ホルモンが回復していないケースも含まれているかもしれません。したがって、この報告の続報として、より長期の非再発率やテストステロン値を含めた結果が今後公表されることが期待されるところです。

この図の対象者では、6人の生化学的再発が観察されています。その方たちは、術後3年以内（中央値23カ月）に再発が観察され、すべてで、臨床的には骨転移が認められました。この人たちの原発部位をMRIで調べると、再発を示唆する画像が得られなかったことから、治療時点ですでに微小な骨転移があったと考えられます。もう一つ重要なことは、隣接リンパ節へのがんの転移があった方でも、がんを制圧できていることです。所属リンパ節転移について完治させる方法を体系的に示した論文はこれまでなかったわけですから、当該患者にとっては大きな福音といえるでしょう。岡本医師は膀胱浸潤（T4）、精嚢浸潤、リンパ節転移のある症例のトリモダリティーによる長期完治症例も2021年にオープンアクセスジャーナルに報告しています（Okamoto K, et al. J Contemp Brachytherapy. 2021 ;13（1）:91 - 94.）。

つまり、ここで対象とした骨盤内までのリンパ節転移を含む領域浸潤がん、高リスク、超高リスク前立腺がんは、高いLDR - BTの技術があれば完全に制圧できることを示しています。

第 16 章

公表された治療成績のまとめ

第 15 章「治療法の選択　その 2　エビデンスを基にした治療

報告 (論文)	治療法	患者	症例数	PSA 平均値 (range)	成績 (生化学的非再発率)
1	全摘手術 (ロボット支援)	中間リスク	134 例	5.9 ng/ml	術後 2 年 82.5%
		高リスク (over all)	113 例	10.2 ng/ml	術後 2 年 65.0%
		高リスクのうち PSA>20 または グリソングレード 5	39 例	不明	術後 2 年 36.5 %
2	全摘手術 (ロボット支援)	中間リスク	114 例	不明但し最大値は 9.74ng/ml	術後 5 年 65.6%
		高リスク	71 例		術後 5 年 30.3%
3	外部照射 IMRT/VMAT	中間リスク (FIR)	238 例	不明	術後 5 年 86% 術後 10 年 78%
		中間リスク (UIR)	106 例	不明	術後 5 年 82% 術後 10 年 71%
		高リスク	244 例	不明 ただし PSA>20ng/ml は 138 例	術後 5 年 63% 術後 10 年 42%
4	外部照射 IMRT/Tomotherapy	中間リスク	88 例	不明	トモセラピー開始から 5 年 98.2%
		高リスク	158 例		トモセラピー開始から 5 年 97.7%
		超高リスク	112 例		トモセラピー開始から 5 年 87.9%

実績の検討」では、治療法ごとに最近の成績を紹介しました。また、国内での治療を考えて、わが国での治療成績を第一選択肢として、それ以外にも海外の代表的成績も記載しました。しかしながら、比較一覧表がないため、わかりにくいのではないかと思い、この項では、ポイントだけを簡単に比較表にしてまとめました。

ホルモン療法の期間と注記	生物学的効果線量 (BED)	著者	施設	論文
5.2% にホルモン療法試行	なし	Kanehira M.	岩手医科大学附属病院	Int J Clin Oncol .2019:(9):1099-1104
12.4% にホルモン療法試行	なし			
不明	なし			
不明	なし	Hashimoto T.	東京医科大学	Int J Urol. 2015: 22: 188-193
不明	なし			
50% の症例で 6 か月のホルモン療法施行	157.5Gy (2.5Gyx28 fractions)	Abu-Gheida I.	米国クリーブランド病院	Int J Radiat Oncol Biol Phys. 2019: ;104(2):325-333
75% 以上の症例で 6 か月のホルモン療法施行	157.5Gy (2.5Gyx28 fractions)			
80% 以上の症例で 6 か月のホルモン療法施行	157.5Gy (2.5Gyx28 fractions)			
平均でトモセラピー前に 10 ヶ月後に 19 ヶ月平均29 ヶ月のホルモン療法がおこなわれている。	156Gy	.Tomita N., et al. .	愛知県がんセンター	J Cancer Res Clin Oncol. 2016: 142: 1609-1619
平均でトモセラピー前に 10 ヶ月後に 1 9 ヶ月平均30 ヶ月のホルモン療法がおこなわれている。	156Gy			
観察開始がトモセラピー開始時点であり照射に 2 か月を要したことと、照射終了後の 19－20 ヶ月のホルモン療法期間を考慮すると、非再発率はトモセラピーの非再発率を正確に反映したものとは言い難い。	156Gy			

報告 (論文)	治療法	患者	症例数	PSA 平均値 (range)	成績 (生化学的非再発率
5	外部照射 SBRT (Cyber knief)	中間リスク	137 例 (FIR 83 例 and UIR 54 例)	6.4 ng/ml	術後 5 年 97.1% (FIR 100%, UI 93%)
6	陽子線照射	中間リスク (FIR:)	340 例	6.9 ng/ml	術後 5 年 93% 術後 10 年 85.5%
		中間リスク (UIR:)	554 例	9.5 ng/ml	術後 5 年 89.7% 術後 10 年 79%
		高リスク (PSA>30 は含 まれていない)	559 例	14.5ng/ml (7.2-26.2)	術後 5 年 88.2% 術後 10 年 68.4%
		超高リスク (PSA>50 は 含まれていない)	233 例	15.9ng/ml (9.1-48)	術後 5 年 77.5% 術後 10 年 62.8%
7	炭素原子核線照射	中間リスク	142 例	不明ただし PSA>20ng/ ml は 33 例 (高リスクの 23%)	術後 5 年 93.4%
		高リスク	146 例		術後 5 年 92.0%
8	HDR-BT 単独に よる小線源	中間リスク (FIR)	186 例		術後 3 年 89%
		中間リスク (UIR)	99 例		術後 3 年 81%
		高リスク (PSA は 4 0 未満の症例に限定)	112 例	PSA は 40 未満の症例 に限定	術後 3 年 75%
9	HDR-BT による 小線源 (全例外部 照射併用)	中間リスク	269 例	不明	術後 5 年 97.4%
		高リスク (T3b, T4, PSA>50 の症例は除外)	644 例	不明	術後 5 年 95.7%

ホルモン療法の期間と注記	生物学的効果線量 (BED)	著者	施設	論文
基本ホルモン療法なし	200Gy (8Gyx5fractions)	Meier RM.	米国多施設共同研究	Int J Radiat Oncol Biol Phys. 2018 :102(2):296-303.
7か月	148Gy (2Gyx37fractions)	Takagi M et al.	札幌禎心会病院	Int J Radiat Oncol Biol Phys. 2021; 109(4):964-974
7か月	148Gy (2Gyx37fractions)			
7か月	148Gy (2Gyx37fractions)			
8か月	148Gy (2Gyx37fractions)			
5－8か月	161.3Gy (3.6Gyx16fractions)	Kawamura H.	群馬大学病院	BMC Cancer 2020 Jan 30:20(1):75
治療前：5－8か月治療後：24か月 非再発率92%は術後長期ホルモン両方の影響が大きいと考えられる	161.3Gy (3.6Gyx16fractions)			
6か月のホルモン療法	199.5Gy (19Gyx1fraction HDR)	Tharmalingam H.	英 国 Mount Vernon Cancer Centre	Radiother Oncol. 2020;143:95-100.
6か月のホルモン療法	199.5Gy (19Gyx1fraction HDR)			
24－36か月のホルモン療法：平均観察期間はわずか26か月であり非再発であってもホルモン療法の影響が大きいと考えられる	199.5Gy (19Gyx1fraction HDR)			
94%にホルモン療法 術前平均10か月 術後平均36か月 術後ホルモン治療の長さから考えて5年の非再発率にホルモン療法の結果は強い影響ありと推定される	184-196.5Gy	Yamazaki H.	多施設データの公開データから成績を抽出：京都府立医科大学の症例ではない	Scientific Repots.202; 11:6165

報告 (論文)	治療法	患者	症例数	PSA 平均値 (range)	成績 (生化学的非再発率)
10	LDR-BT による小線源治療 (含む外部照射併用)	中間リスク	250 例	不明	術後 5 年 94.9%
		高リスク (T3b, T4, PSA>50 の症例は除外 : T3 は 14 例と高リスクの 33%)	42 例	不明 (最大値 50ng/ml)	術後 5 年 97.5%
11	小線源 (含む外部照射併用) LDR-BT	中間リスク	704 例	不明	術後 7 年 93.2%
		高リスク (選択基準と患者背景は論文 12 と同じと思われる)	147 例	不明 (最大値 46ng/ml)	術後 7 年 81.2%
12	LDR-BT による小線源と外部照射併用トリモダリティ	高リスク (T3b, T4, PSA>50 の症例は除外 : 90% が高リスク因子 1 つのみ : T3a は 18 例と全体の 8.6%)	206 例	11.95ng/ml (最大値 48ng/ml)	術後 5 年 84.8% (高リスク 1 因子 86.1% 2 因子以上 78.2%)
13	LDR-BT による小線源 (初期症例は外部照射併用、後期症例は小線源単独)	中間リスク	397 例 (FIR 163 例 :41%、UIR 234 例 :59%)	9.26ng/ml	術後 7 年 99.1% (外部照射併用 99.1%、 ホルモンなし LDR-BT 単独 99%)
14	LDR-BT による小線源と外部照射併用トリモダリティ	高リスクおよび骨盤内リンパ節転移を含む超高リスク (除外基準に PSA の値はなし)	143 例 高リスク因子 2 因子以上 : 超高リスク :58%、T3a 以上 63%)	21ng/ml (最大値 130ng/ml)	術後 5 年 95.2% (高リスク因子数と非再発率は無関係)

ホルモン療法の期間と注記	生物学的効果線量 (BED)	著者	施設	論文
UIR と高リスク症例には外部照射併用を適応している。ホルモン療法の期間は平均術前 6 か月と術後 3 か月と記載あり。リスク別の期間は不明。中間リスクより高リスクの方が非再発率が高いという矛盾した結果が導かれている。	処方線量では 152.4Gy ただし術後の D90 の記載がないため正確な BED は不明 処方線量では 194.2Gy ただし術後の D90 の記載がないため正確な BED は不明	Yamazaki H.	京都府立医大	Ｓｃｉｅｎｔｉｆｉｃ Repots.202: 11:6165
UIR と高リスク症例には外部照射併用を適応している。40.2% がホルモン療法を受けており平均期間は 8 か月と記載あり。リスク別の期間は不明。	LDR 単独：195.9Gy 外部照射併用 LDR-BT：206.5Gy	Yorozu A.	東京医療センター	Brachytherapy. 2015;14(2):111-7.
49% の症例のみがホルモン療法試行。ホルモン療法は術前のみで平均 4 か月．ホルモン療法の結果に及ぼす影響はきわめて少ないと考えられる。	外部照射併用 LDR-BT トリモダリティ：213.5Gy	Ohashi T.	東京医療センター 埼玉医療センター	Ｒａｄｉａｔｉｏｎ Oncology. 2014;9 (13): 1-8
本論文の結論は中間リスクは BED>200Gy を担保することにより UIR であってもホルモン療法も外部照射も不要で小線源単独治療により 7 年非再発率 99% が達成できると結論づけている。	LDR-BT 単独：203.6Gy 外部照射併用 LDR-BT：220.7Gy	Okamoto K.	滋賀医大	Ｊ Ｃｏｎｔｅｍｐ Brachytherapy. 2020 ;12(1):6-11.
治療前：6 か月 小線源治療後：6 か月結果におよぼすホルモン療法の影響に関する考察については本文参照。	外部照射併用 LDR-BT トリモダリティ：221Gy	Okamoto K.	滋賀医大	Ｊ Ｃｏｎｔｅｍｐ Brachytherapy. 2017 ;9(1):1-6.

第 17 章

治療により発生する障害

　外科的治療であれ、放射線治療であれ、その治療効果とは別に
副作用もあります。どのような副作用があるかについて記載して
いる "Eur Urol. 2012 Apr;61 (4): 664 - 75." を参照し、以下にまとめ
ました。この総説では、副作用の研究で 3 つの論文の結果を整理
していました。

　① BJU Int 2009; 103: 448 - 53.
　　1. 全摘よりも、外部照射、小線源でより一般的な腸機能障害
　　2. 全摘による尿失禁と性機能の悪化

　② N Engl J Med 2008; 358: 1250 - 61.
　　1. すべての治療は性的 QOL に影響を与えます。
　　2. 全摘は尿失禁が起こりやすい。治療一年後に、小線源治療
　　　 の 18％、外部照射治療の 11％、全摘の 7％に、中等度ま
　　　 たは悪化した排尿障害が認められた。
　　3. 小線源治療、外部照射治療後の排便 QOL の低下が認めら
　　　 れた。しかし、全摘には認められなかった。

　③ J Clin Oncol 2010; 28: 4687 - 96.
　　1. 全摘後に起こった排尿障害の 64％は改善した。
　　2. 全摘にくらべて、放射線治療の方が排尿障害を起こしやす

い。また、排便スコアも低下する傾向にある。

3. 全摘後は、尿失禁および性機能低下が大変起きやすい。

　前立腺治療による副作用は、前述のように記載されていますが、個人個人で、副作用の現れ方は異なってきます。したがって、こうした副作用があるということを念頭に、その場その場で、医師と相談して対応していくしかないと思われます。

第18章

今後の展望
——転移がんの新たな検出法と近未来の治療法

　これまで述べてきましたように、前立腺がんが原発巣である前立腺に限局している場合は、適切な治療法を使えば、ほぼ根治できるまでなってきました。運悪く転移し、薬物療法になった場合は、転移がんとの闘いになります。その過程で、転移がんはADT耐性へと移行していきます。そうなると、次の手としては、タキサン系の抗がん剤である、ドセタキセル、カバジタキセルでの対応となっていきます。また、骨に転移しやすく、骨に転移したがんを退治する目的で、アルファ線を出すラジウムを内包するゾーフィゴと呼ばれる薬剤で、骨に転移した前立腺がんをアルファ線で攻撃することが行われています。しかしながら、なかなか奏功することは難しいのが現状です。

1節　転移がんの新たな検出方法

　5章で述べましたが、前立腺がんの骨への転移には造骨反応を伴うことから、造骨反応の有無を造骨組織に集積する性質を持つ放射性同位元素テクネチウム99mをもちいて、骨への転移の有無を調べます（骨シンチ）。しかしながら、前立腺がんそのものを追尾しているわけではありませんので、骨以外への転移は現在のところ検出できません。

　最近、68Ga（陽電子）- PSMA - ligand と PET - CT と組み合わせて、骨組織への転移のみならず、他の臓器への転移も検出できるシス

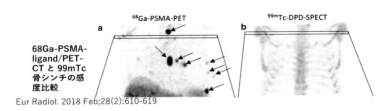

68Ga-PSMA-
ligand/PET-
CT と 99mTc
骨シンチの感
度比較

Eur Radiol. 2018 Feb;28(2):610-619

図表 18 - 1

テムの治験が始まっています。PSMA とは、前立腺細胞の細胞表面に特異的にあるタンパク質（Prostate Specific Membrane Antigen）です。このタンパク質に結合する物質（PSMA - 617 と名付けられました）が見つかり、この物質と放射線を出す同位体を結合させます。

　この物質は前立腺由来細胞に結合しますので、陽電子を検出する PET - CT で、転移部位を高感度に検出できます。図表 18 - 1 は 68Ga - PSMA - ligand をもちいた PET - CT と従来の骨シンチを比較したものです。68Ga - PSMA - ligand/ PET - CT の方が検出感度が高いことがわかります。

　また、68Ga - PSMA - ligand/ PET - CT は骨以外の場所への転移の状況も調べることができます。図表 18 - 2 には、肝臓、脳に転移したがんの検出例を掲載しました。

　最近、68Ga - PSMA - ligand ／ PET - CT よりもさらに高感度な検出システムについての報告があり、図表 18 - 3 に示しました。

　これは、68Ga を 18F に変えたものです。18F は 68Ga にくらべて、半減期が長く、放出される陽電子のエネルギーが低いため、扱いやすく、また、解像度を上げることができます。図表 18 - 3 のC、Fは同じ患者で調べたものです。Ga をもちいた場合は F 図にあるように、前立腺右葉に一つのシグナル（矢じり）が見られます。ところが、18F では、C 図にあるように左葉にもシグナル（矢印）

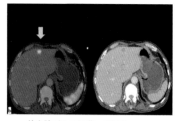
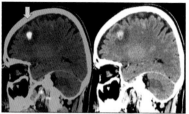

前立腺がんの肝臓への転移　　　　前立腺がんの脳への転移

Indian J Nucl Med. 2017 Jan-Mar; 32(1): 13–15.

図表 18 - 2

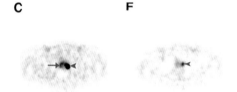

18F-PSMA-1007 (C) and 68Ga-PSMA-11 (F) PET/CT scans of 67-y-old patient with GS 8 and PSA 4.9ng/mL. Dominant lesion in left prostatic lobe is evident on both scans (arrowheads). However, second lesion is seen in right lobe only on 18F-PSMA-1007 scan (arrow in C), later verified on pathology as true malignant lesion.

J Nucl Med. 2020 Apr;61(4):527-532

図表 18 - 3

が見られます。後に、病理学的に、この部分はがんであることが検証されました。その結果、18F - PSMA - ligand はさらに進化した検出システムとなる可能性があると思われます。

2節　転移前立腺がんの治療を目的とした
　　新たな放射線医薬品の開発

　68Ga - PSMA - ligand は前立腺がんの転移を高感度に、また、骨以外の部位への転移を見つける放射線医薬品として、わが国で治験が始まっています。この医薬品の 68Ga の部分を細胞殺傷能力の高い他の放射性元素に替えれば、放射性治療薬として利用できます。その試みとして、177Lu（ルテチウム）、あるいは、225Ac（アクチニウム）に変えた放射性治療薬が開発されています。

177Lu - PSMA - ligand をもちいた治療

　177Lu（半減期6.73日）は、がん治療に適した低エネルギーのベータ線（最大エネルギー：498keV、平均飛程0.23mm）です。これに PSMA - ligand を結合させた 177Lu - PSMA - ligand をもちいた治療の報告がありましたので、以下に紹介します（J Nucl Med 2017; 58:1196 - 1200）。

　治療成績を図表18 - 4に示しました。転移部位の検出は68Ga - PSMA - ligand ／ PET - CT で行っています。A図は治療前でかなりの数の転移がリンパ節、骨に見られます。この症例（72歳）は去勢抵抗性がんで、治療前のPSAは11.5でした。6ギガベクレルの 177Lu - PSMA - ligand を2回投与した後、同様に転移部位の検出を行っています。その結果はB図に示しています。ほとんどの転移がんが検出できなくなっています（消失しています）。このことから、177Lu - PSMA - ligand は、去勢抵抗性がんであっても、対応できることが示され、治療薬として有望視されています。

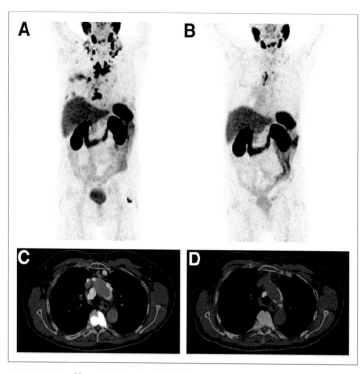

FIGURE 3. ^{68}Ga-PSMA-11 PET/CT at baseline and after 2 cycles of ^{177}Lu-PSMA-617 in 78-y-old patient with mCRPC. Whole-body ^{68}Ga-PSMA-11 PET maximum-intensity projections (A and B) and axial PET/CT scans (C and D) of thorax are shown at baseline (A and C) and after therapy (B and D). ^{68}Ga-PSMA-11 PET demonstrates considerable reduction of PSMA-expressing metastases in lymph nodes and bone after 2 cycles, each with 6.0 GBq of ^{177}Lu-PSMA-617. Serum PSA level decreased from 11.5 to 1.2 ng/mL.

図表 18 - 4

225Ac - PSMA - ligand をもちいた治療

　225Ac はアルファ線を出す核種で、エネルギーは 27.477MeV、半

減期は 9.9203 日です。177Lu
にくらべると、放出するエネ
ルギーは 55 倍、半減期は 1.47
倍です。アルファ線の特徴は、
図表 18 - 5 に記載したように、
飛程距離は数十ミクロンと短
く、正常組織への障害は低い
のが特徴です。

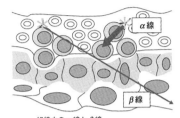

組織中の α 線と β 線
α 線の飛程は数十 μm と標的細胞に留まるが，
β 線は正常組織にも到達する

https://www.jrias.or.jp/books/pdf/201307_TENBO_HOSONO.pdf

図表 18 - 5

　最初、177Lu - PSMA - ligand
で治療していましたが、効果が薄くなり、225Ac - PSMA - ligand に
切り替えて治療した例を図表 18 - 6 に示しました。

　この図からわかりますように、177Lu - PSMA - ligand では 1 回

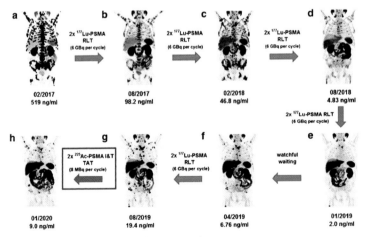

Eur J Nucl Med Mol Imaging (2021) 48:1262–1263

図表 18 - 6

当たり6ギガベクレル使っていますが、225Ac‐PSMA‐ligand では、8メガベクレルと少なく（177Lu‐PSMA‐ligand の千分の一）、被ばく量が圧倒的に少ないのが特徴です。

　別報告では、177Lu‐PSMA‐ligand を先行させた治療で、その後、225Ac‐PSMA‐ligand で治療を行うと、225Ac‐PSMA‐ligand の治療効果が低いという研究が報告されています（J Nucl Med. 2020 Jan;61（1）:62‐69）（図表18‐7参照）。

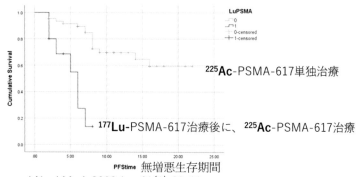

J Nucl Med. 2020 Jan;61(1):62-69

図表18‐7

　次に、225Ac‐PSMA‐ligand 単独で治療し、転移がんが消失した例を紹介します（J Nucl Med. 2016 Dec;57（12）:1941‐1944）（図表18‐8参照）。

　225Ac‐PSMA‐ligand による治療はまだ試験段階にあるといえますが、転移した去勢抵抗性がん抑え込む効果はあるようです。この抑え込みがどれだけ継続するかが大きな課題です。症例は少ないですが、それを検討した研究が公表されていますので（Eur J Nucl Med Mol Imaging. 2021 Jan;48（1）:311‐312）、ここに掲載します（図

表 18 - 9 参照）。

　2014 年の治療前の時点では、PSA は 39.7 で、原発巣以外にリンパ節、骨転移が確認されていました。この方に対して、平均 8.4

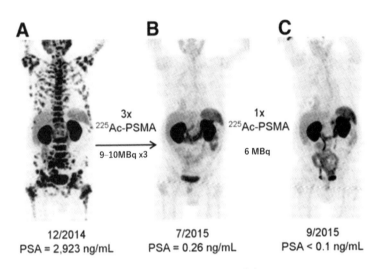

図表 18 - 8　（J Nucl Med.2016 Dec;57(12)1941-1944）　一部改変

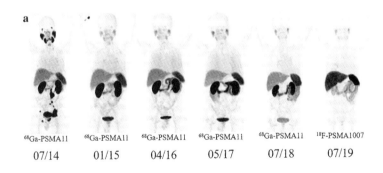

図表 18 - 9　（Eur J Nucl Med Mol Imaging. 2021 Jan;48 (1):311-312)

MBq の量で 3 回 225Ac - PSMA - 617 治療を行っています。その結果、PSA 値は、7.7、0.32 と下がり、2015 年 1 月以降は検出限界下となり、この追跡を終了する時点でも継続しています。治療後 5 年間は、追跡を終了する時点でも、68Ga - PSMA - ligand ／ PET - CT、そして、より高感度な 18F - PSMA - ligand ／ PET - CT をもちいても、転移がんシグナルは検出されていません。

　このことから、225Ac - PSMA - 617 治療は、現時点では、去勢抵抗性転移がんの治療にはもっとも有望な治療法かもしれません。しかし 2021 年に発表された大規模メタ解析の結果では、225Ac - PSMA をもちいても完全な効果が得られたのは全体の 17％、がんの進行が抑制された期間の平均値は 12 カ月となっており、長期に病気を抑えられる夢の治療とはいかないかもしれません（Ballal S, et al. Prostate 2021: 81（9）; 580 - 591）。やはりこのような CRPC 多発転移の状況をつくらないためにも初回治療の失敗を避けることがもっとも肝要であると改めて筆者は考えます。

　他方、225Ac の需給は世界的に逼迫しており、入手することがなかなか困難な状況が続いています。この 225Ac の作製には、高速中性子が必要で、一般の商業原子炉では不可能です。これができるのは、我が国では「常陽」と呼ばれる高速実験炉だけですが、安全性も含めた原子力行政の諸問題を解決していく必要があります。

おわりに

　本書では前立腺がん治療法に関連する、科学論文を精読し、治療法の展望を考察しました。その結果、限局がんの治療では、LDR - BT をもちいた密封小線源治療が、生化学的非再発率では、圧倒的に良好な成績を収めていることがわかりました。また他の施術では治療における施術者の技量（熟練度）に大きく依存していることが分かりました。

　一般的な例で示しましょう。読者の皆さんは様々な職業に就いておられるか、退職なさったのではないでしょうか。仮定として読者が、工場の空調設備の担当を任されていたとします。工場が稼働した後、空調機に不具合が生じ工場を止めると、会社は大きな損失を負います。このようなリスクを避けるために、導入前に担当者は空調機の信頼度を自分で調べることでしょう。場合によっては導入を検討している空調機を既に使用している会社に赴いて、その機能を確かめることもあるかもしれません。また、空調機が使用する電力量、メンテナンスコスト、騒音・振動など、考えられる可能性すべてを考慮し機種を選定するのが常識です。

　ところが自分の病気の場合はどうでしょうか。「お医者さんを信頼しているから」と無意識にお医者さん任せになってはいないでしょうか。今は、お医者さんであっても医療過誤で訴えられる時代です。「医師法」が包摂する範囲も多岐にわたります。そのため、最近お医者さんは、「このような治療法があります。私どもとしては、……がよいと思いますが、最後は患者さんの判断で

す。私どもの病院で対応できない場合は、他の病院を紹介します」
と、治療法の選択は患者の責任で行うことが当たり前になってき
ました。

　つまり、患者は先の例では「工場の空調設備設置担当者」にあ
たります。お医者さんは「空調設備機器の販売員」と同じです。
お医者さんは、病院に雇われていますから、当該病院の利益を考
慮し働く必要があります。そうしなければ、病院が破綻してしま
うからです。お医者さんは雇われている病院の医療器材をできる
だけ多用し、原価償却額以上に病院の経済利益を生み出す努力を
する必要が生じるわけです。

　例えば、手術支援ロボット「ダビンチ」は機器価格が非常に高
額で、メンテナンスの費用も当然必要です。前述の理由から一度
「ダビンチ」を導入すると、その病院ではできるだけ「ダビンチ」
を使った医療を推奨するわけです。

　さらにシリアスな側面として、経営も含めた「病院」それ自体
の問題もあります。医師は病院に雇用されています。そのため患
者の治療に関する判断や言動にも、組織の力学が影響を及ぼすこ
とは、知っておく必要があるでしょう。特に我が国は、旧態依然
とした大学教授をピラミッドの頂点とした医局制度に基づき医師
を支配する制度が残っています。

　病院も学会も悪しき医局制度の因習により動いていることは、
残念な事実です。そういった利権の渦巻く中で、医師は一定の同
調圧力を受けながら患者の診察をしている、ということを知って
おくべきでしょう。こういった背景の中から出される医療側の提
案に対して、患者側の正確な判断が重要です。ここでのエンドポ
イントは患者の「命」です。自分に最適で、正確な判断をするた
めには、人任せにするのではなく、自分で情報を収集し、判断す

る必要があります。

　あえて提言しましょう、「一流の治療を受けたいなら『一流の患者』になれ！」と。患者自らが有用な情報を知人、ネット、セカンドオピニオンなどありとあらゆるところから集める。そして「一流の患者」として、自分の命への処方をくだすことが最善ではないかと、前立腺がんを経験した一患者として思っています。

　本書が前立腺がんに関心を持たれるみなさんに情報を提供し、よい治療法を発見するための一助になれば幸いです。そのことを祈念し、筆を擱きたいと思います。

著者プロフィール

安江 博（やすえ　ひろし）
1949 年、大阪生まれ。
大阪大学理学研究科博士課程修了（理学博士）。
農林水産省・厚生労働省に技官として勤務、愛知県がんセンター主任研究員、農業生物資源研究所、成育医療センターへ出向。フランス（パリ INRA）米国（ミネソタ州立大）駐在。
筑波大学（農林学系）助教授、同大学（医学系－消化器外科）非常勤講師。
現在（株）つくば遺伝子研究所所長。これまでに、公表した査読付き学術論文数 205 本。

一流の前立腺がん患者になれ！　最適な治療を受けるために

2021 年 11 月 25 日　初版第 1 刷発行
2024 年 5 月 1 日　第 2 刷発行

著　者──安江 博
発行者──松岡利康
発行所──株式会社鹿砦社（ろくさいしゃ）

●本社／関西編集室
兵庫県西宮市甲子園八番町 2－1　ヨシダビル 301 号　〒 663-8178
Tel. 0798-49-5302　Fax.0798-49-5309
●東京編集室
東京都千代田区神田三崎町 3－3－3　太陽ビル 701 号　〒 101-0061
Tel. 03-3238-7530　Fax.03-6231-5566
URL　http://www.rokusaisha.com/
E-mail　営業部〇 sales@rokusaisha.com
　　　　編集部〇 editorial@rokusaisha.com

印刷／製本────中央精版印刷株式会社
編　集────鹿野健一
カバーイラスト──平野律子
装　丁────株式会社閏月社
本文ＤＴＰ制作──株式会社風塵社